陈伯仪

陈仲伟

季炳武——主编

陈氏丹药

传承与创新

『陈氏丹药制作技艺』

入选福建省第六批非物质文化遗产代表性项目

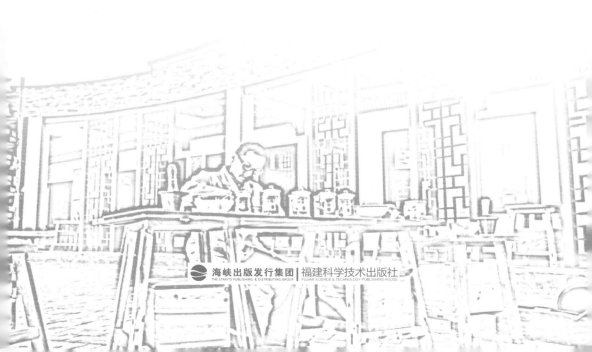

海峡出版发行集团
THE STRAITS PUBLISHING & DISTRIBUTING GROUP

福建科学技术出版社
FUJIAN SCIENCE & TECHNOLOGY PUBLISHING HOUSE

图书在版编目（CIP）数据

陈氏丹药传承与创新 / 陈伯仪, 陈仲伟, 季炳武主编.
福州 : 福建科学技术出版社, 2024. 10. -- ISBN 978-7
-5335-7350-8

Ⅰ. R944.2

中国国家版本馆CIP数据核字第20242JJ506号

出 版 人　郭　武
责任编辑　林　栩
装帧设计　刘　丽
责任校对　蔡雪梅　王　钦

陈氏丹药传承与创新

主　　编　陈伯仪　陈仲伟　季炳武
出版发行　福建科学技术出版社
社　　址　福州市东水路76号（邮编350001）
网　　址　www.fjstp.com
经　　销　福建新华发行（集团）有限责任公司
印　　刷　福建新华联合印务集团有限公司
开　　本　700毫米×1000毫米　1 / 16
印　　张　14.25
字　　数　144千字
版　　次　2024年10月第1版
印　　次　2024年10月第1次印刷
书　　号　ISBN 978-7-5335-7350-8
定　　价　138.00元

编委名单

主　编

陈伯仪　陈仲伟　季炳武

副主编

吴　童　徐　伟　谢雪榕

编　委　（按姓氏音序排列）

陈伯仪　陈　红　陈　津　陈艺红　陈志春　陈仲伟

伏　勇　胡　筱　黄　海　季炳武　廖水亨　隋利强

王河山　魏盈盈　吴俊泉　吴　童　谢雪榕　徐　伟

许　文　闫伟隆　姚　尧

协　编

福建中医药大学附属第三人民医院

福建中医药大学国医堂

福建中医药大学药学院

李 序

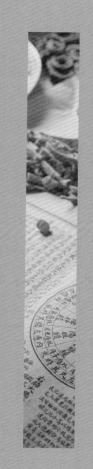

LIXU

炼丹术是中华文化的瑰宝，是近代化学的先驱。我国古代的丹药分为内丹和外丹，而外丹包含了内服和外用两个类型。外用丹药在中医外科的应用具有悠久的历史，对疮疡、瘘管、丹毒、疔疖、白斑及皮肤瘙痒等具有比较显著的疗效。

笔者有缘与福建省非物质文化遗产代表性项目"陈氏丹药制作技艺"的传承人相识，展阅《陈氏丹药传承与创新》书稿，甚是欣喜。该书既总结了福建地方炼丹史和炼制技艺，又介绍了陈氏丹药的特点，还深入分析和总结了丹药的作用机理、创新使用方法和应用等。丹药虽然有一些过敏反应和毒性问题，但这本书也提出了相应的预防措施和解救方法。希望通过本书的介绍，让更多人了解丹药，将来能更安全合理地使用丹药，让丹药大放异彩。全国目前会炼丹者已凤毛麟角，而福建陈氏中医外科历经六代传承，传承人不仅将炼丹技艺传承了下来，还探索了新的应用方法，同时，"陈氏丹药制作技艺"还成为福建省非物质文化遗产代表性项目，这是值得赞许的。丹药作为祖先留下来的一份宝贵遗产，其中常用的红升丹、白降丹虽然已经列入毒性药品管理，但是其独特的治疗作用是值得肯定的。据我所知，目前福建中医药大学国医堂、上海中医药大学附属龙华医院和湖北夏小中医院仍然在临床上使用丹药，并取得了较满意的疗效。丹药作为祖国医学传统技艺的一部分，他们做出了自己的努力和贡献，为弘扬中医药奉献了绵薄之力，我乐此为序。

北京中医药大学国学院院长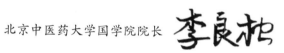

2024 年春分

何序

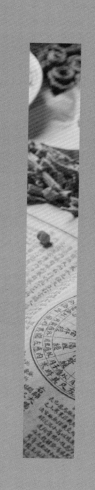

HEXU

　　中医丹药为汉代神仙家服食丹药之传承，是中医药文化的精华。西汉刘向在《汉书·艺文志》中将传世医学分为医经、经方、房中、神仙四家。成都中医药大学中国出土医学文献与文物研究院院长柳长华先生认为，以往学者一般把中华民族文化代表性人物伏羲、神农、黄帝称为医学始祖，是为"传说中的三世医学"。《汉书·艺文志》基于传世4种医学分类为基础，载三世医学即经脉医学、汤液医学与导引医学。其中，汤液医学源于西方，以伊尹为代表性人物，以药物、汤液、疾病为特征；经脉医学源于东方，以扁鹊为代表性人物，以脏腑、经脉、疾病、色脉诊、砭石刺灸为特征；导引医学源于中原地区，以彭祖为代表性人物，其核心内容包括服食、内炼导引、外丹，也包括至今一直在民间流传而尚未被纳入现代中医范畴的祝由术、信仰疗法等。以此追溯中医丹药之源，实乃源于汉代导引医学神仙家服食一脉之衍传，此说可与现存早期外丹黄白术文献所载相互印证。据陈国符先生考证，《正统道藏》所收《太清金液神丹经》《黄帝九鼎神丹经诀》（卷一、卷二十中的"九鼎丹隐文诀"）出于西汉末东汉初，《太清金液神气经》（卷上韵文部分）出于西汉末，这些外丹经诀乃是现存最早的外丹著述。因此，炉火丹药也于这一时期才正式见诸丹经。

《太清金液神丹经》载"神丹"，《黄帝九鼎神丹经诀》有"九鼎丹"，即"丹华、神符、神丹、还丹、饵丹、炼丹、柔丹、伏丹、寒丹"。其部分丹药也初步试用于内外科临床，如"服之（神丹）三刀圭，三尸九虫皆即消坏，百病皆愈也"。至晋代，随着外丹品类增加，试用于临床的丹药也逐渐增多，葛洪撰《抱朴子·内篇》还把这类用于疗疾的丹药称为"小饵丹"。

闽中地区的炉火丹药素有渊源，最早可上溯至本地传说中的汉代何氏九仙，闽中于山、石竹山、仙游九鲤湖都有何氏炼制丹药的遗存。据传，晋代葛洪亦曾入闽炼丹，闽东地区甚至存有葛氏活动的遗迹。宋代以来，闽中地区还出现了一些著名的专事炼丹的外丹名家，如原籍闽侯的金丹派南宗初祖白玉蟾内外丹兼修，其高足彭耜（号鹤林真人或称真士）为福州人，于三山（即福州之于山、乌石山、屏山）将白玉蟾所传之《金华冲碧丹经秘旨》授予西蜀人士孟煦。福州高盖山人吴悞撰《丹房须知》《指归集》《渔庄邂逅录》，《丹房须知》在《正统道藏》中有传载。道教学者陈撄宁先生藏有明代福堂（即今福清）方士陈竹泉撰的《琴火重光》，陈竹泉还撰有《黄白直指》《铅汞奥旨》（均轶，仅存各书序）。

中医以外丹养生治未病、治已病是基于传统文化的生命观，即认为以金石药为主的本草药物所寓含的精气与人体的精气具有"同类"的特征，历代丹家以天人相应、阴阳五行理论为指导，强调通过服食金液还丹以固住生命精气，以期生命长久不死。这种以自身为实践对象的服食外丹活动，自汉代以来一直持续至清代，其实是中国传统文化贵生理念的体现。虽然，外丹黄白术并未帮助古人实现长生不死的理想，但是，在将外丹运用于内外科临床方面却取得了极大的成功，可以说此乃历代医家生命智慧的集中体现。外丹服食在唐代达到了鼎盛，随着中唐以来不同品类丹药的大量涌现，临床使用外丹在民间得到推广；至宋代，医籍中不仅收载了大量金石丹方，也记载了临床应用效验丹方的医案。迄至明代中期后，以红升丹、白降丹为代表的金石丹药成为外科特效药，医谚："疡医若无红白二丹，决难立刻取效。"陈鳌石先生的曾祖父陈廷庸先生于清末得道门外丹术之传承，其父陈耕园精于炼丹，并携丹药于闽中福州、永泰等地济世行医。陈鳌石先生秉承家学，擅长炼制各种丹药，并运用于中医外科临床，还致力于向公众推广使用丹药，曾将其炼丹心得撰成《炼丹术》。2019 年，"陈氏丹药制作技艺"入选福建省非物质文化遗产代表性项目，本项目的传承人亦业已形成了学术传承团队。

　　由于学术研究方向的因素，多年来我一直把中医外丹及其临床应用的研究作为重点，曾就中华人民共和国成立以来至今的国内外丹传承及现状做了回顾，并了解到自 20 世纪 80 年代后，由于各种因素的制约，临床外丹不得不逐渐退出中医医疗领域，乃至于今日处于"濒危"的境地。2015 年，我因参与导师柳长华先生主持的中医药行业科研专项"中医药传统知识保护技术研究"项目调研，与陈氏丹药制作技艺项目主要传承人陈伯仪、陈仲伟、季炳武等首次见面，并于 2016 年获赠科学出版社出版的《悬壶传薪——陈鳌石中医外科临证精华》一书。2022 年底，陈氏丹药制作技艺主要传承人撰成本书书稿，并嘱我作一小序。作为晚生后学与闽中学子，本人十分敬佩陈鳌石先生多年来一直致力于传承中医丹药炼制技艺，虽年过八旬仍然承担着弘扬中医丹药文化的重任，故略述外丹渊源以示理解与全力支持。

中国中医科学院中国医史文献研究所研究员　何振中

2024 年惊蛰日

前 言

|

QIANYAN

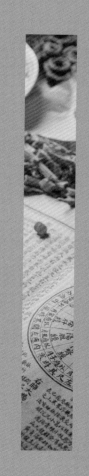

陈氏中医外科学术流派历经近200年传承凝练，通过几代人的不懈努力和发展，在中医外科领域形成独具风格的流派特色，其最大特色是炼制和使用丹药。而陈氏丹药制作技艺最早在福州市阳岐岩峰陈氏家族中传承，至今已传至第六代。其中第三代代表性人物陈庚元（1894—1964，字耕园）医师于20世纪二三十年代在仓山、台江、永泰一带行医，运用陈氏丹药、膏药治疗外科疾病，疗效神奇，声名远播。因此福建省人民医院成立不久后便聘请陈耕园医师为中医外科医师。由于当时求医者较多，临床使用需求较大，陈耕园医师将祖传丹药、膏药配方及炼制技艺贡献给国家，交由当时的福建省中医研究所实验药厂（后又称"特效药厂"）生产，福建省中医研究所实验药厂便是福州屏山制药厂的前身。第四代代表性人物陈鳌石主任中医师是陈氏中医外科最出色的继承者和开拓者，是陈氏中医外科学术流派的代表性人物，他是福建中医学院（现福建中医药大学）原中医外科教研室主任，副教授，享受国务院政府特殊津贴专家。先后担任福建省中医药学会理事，福建省中医药学会外科分会主任委员、名誉主委，全国高等医药院校教材《中医外科学》（第六版）编委。现为福建省非物质文化遗产代表性项目"陈氏丹药制作技艺"第四代传承人，福州市非物质文化遗产代表性项目"陈氏中医外科膏药疗法"第四代传承人，福建省福州陈氏中医外科学术流派代表性传承人，福建省文史研究馆馆员。陈鳌石先生传承家学，习得父亲的丹药炼制技艺，于20世纪八九十年代在福州屏山制药厂炼制丹药，由于其炼制的丹药纯度高，不良反应小，得到全国同行认可，生产的丹药远销东南亚地区。炼丹术在古代是秘而不传的，因此有很多专业术语，现将"丹药常用名词术语"摘录于后（附录一）。陈鳌石先生早年将家传炼丹术进行改进，并发表相关学术论文数篇（附录二），还将家传的炼丹技艺总结成册——《炼丹术》，该著作于1991年获得由福建省卫生厅评选的"福建省首届中医药优秀科技图书三等奖"，现将该书稿前言附后（附录三），以供参阅。

卫生部于1989年6月23日发布《关于撤销"红升丹"等七百六十八种中成药地方标准的通知》，因此自20世纪90年代开始，福州屏山制药厂停止生产相关丹药。虽然已停止生产相关丹药，但陈鳌石先生早些年将陈氏丹药的制作技艺传于陈伯仪、陈仲伟、季炳武及其他弟子们，"陈氏丹药制作技艺"

于 2019 年被列入福建省第六批非物质文化遗产代表性项目，其长子陈伯仪先生也成为该项目的省级代表性传承人。借此非遗项目保护建设之机，我们特对陈氏丹药制作技艺做一梳理，对陈氏丹药的运用与创新进行归纳总结，旨在将陈氏丹药制作技艺用文字形式保存下来，以保护和传承非物质文化遗产，扶掖后学。同时，从科学的角度探索丹药的运用和起效机制，为临床和科研攻克疑难杂病提供借鉴和启发，是本书的写作初衷。由于编撰时间仓促，水平有限，难免挂一漏万，敬请读者批评指正。

本书编委会

2024 年 5 月

目录

|

MULU

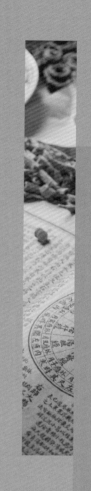

上篇　传承篇

附　录

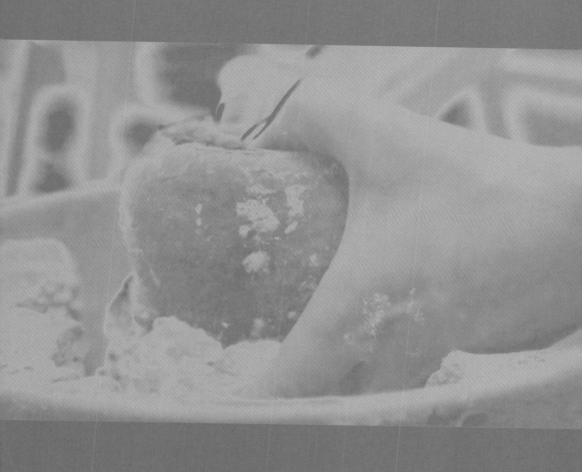

传承篇

上篇

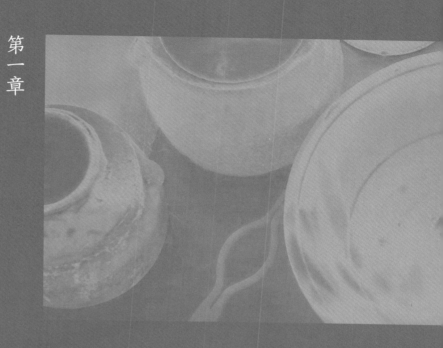

第一章

福建丹药史述略

第一节 福建丹药起源

福建历史悠久，文化璀璨，是文化发达较早的地区之一。在数十万年前，我们的祖先就在祖国东南这块美丽富饶的土地上繁衍生息。从三明万寿岩旧石器时代、昙石山的新石器时代遗存、先秦古闽越族，到汉唐以后中原汉文化南移，以及宋至明清西方文化的传入，逐渐交汇融合成具有一定特色的福建区域文化，同时也形成了具有闽越特色的地方医学和炼丹史。据《史记》记载，汉武帝时期，我国就有了原始炼丹术，不久便随着炼丹方士入闽而由中原传入八闽大地。

我国炼制和使用丹药的历史悠久，早在两千年前，《周礼·天官》载："疡医掌肿疡、溃疡、金疡、折疡之祝，药、劀、杀之齐。凡疗疡，以五毒攻之，以五气养之，以五药疗之……凡有疡者，受其药焉。"汉郑玄（127—200，字康成）注说："……止病曰疗。攻，治也。五毒，五药之有毒者。今医方有五毒之药，作之，合黄堥，置石髓、丹砂、雄黄、礜石、磁石其中，烧之三日三夜，其烟上著，以鸡羽扫取之，以注创，恶肉破骨则尽出。"黄堥指烧炼丹药的丹罐。石髓是石胆（硫酸铜），丹砂是朱砂（硫化汞），雄黄是硫化砷，礜石是砒黄铁矿，磁石是四氧化三铁。这个具有腐蚀作用的丹药，类似当今的白降丹，能使"恶肉破骨剔尽出"。从该书的记载及郑玄对《周礼》的注解可以推测东汉已将丹药用于外科临床治疗。

古代炼丹术包括金丹术和黄白术，后因要与兴起的道家内丹术相区别，故炼丹术又被称为外丹术。古代道教炼丹术的实验活动，其实是大量实证知识、工艺技术的实践载体。而古代炼丹家们通过实验性的炼丹活动，不仅传承、运用着这些知识和工艺，而且更激发着他们获取新的知识，进行工艺技术的发明创造。丹药的概念在中医药书籍里记载不一，有广义和狭义之分。广义丹药通常以疗效好者称为"丹"，包括中药药剂中广泛的"丹"，如内服丸剂大活络丹、小活络丹；内服散剂紫雪丹，外用散剂九一丹、红升丹、白降丹等；锭剂玉枢丹；液体制剂化针丹、化癣神丹等；也有以药剂色赤者为丹，如红灵丹、痧气丹、人丹等。这种广义的"丹"包括的剂型多而杂，并非全部属于狭义丹药。狭义丹药是指用汞及某些矿物类药物在高温条件下经烧炼制成的无机化合物，如红升丹、白降丹、中九丸、三仙丹、轻粉等，该类丹药组方均含多种毒性管制中药。本书主要论述的是狭义之丹药。

东汉时期，方士们的神仙思想逐渐与道教融合在一起，炼丹的风气日渐兴盛，道士魏伯阳于公元142年写成《周易参同契》，该著作也成为我国现存最早记载炼丹术的专著，也有学者认为《周易参同契》是一本讲述内丹术的书。此书将《周易》中的天文历法理论与道家的天人合一思想相结合，作为炼丹的理论基础，并记载了多种矿物质，如汞、铅的化学性质、化学反应、提炼方法，以及黄金的不稳定性、多种金属制成的合金等。《周易参同契》形成了一套完整的丹经理论体系，假借易

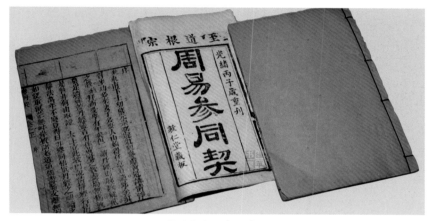

《周易参同契》书影

学象数系统的结构框架，建构成独特系统的丹学理论实践体系，其《丹鼎歌》是现存关于炼丹重要工具"丹鼎"的最早记载，因此被后世誉为"丹经之祖"。它所记载的炼丹术资料标志了我国东汉中期以前化学与冶金方面的最高成就。这使我们有可能对《周易参同契》在中国科技史上的历史地位作出一定的评定。通过《周易参同契》我们至少可以肯定，在公元 100 年以前，炼丹术已达到以下的成就：①能以有效的方法提炼出纯的金属单质。②能够使用器皿进行分解与化合反应，还能人工合成高纯度的金属化合物。③能够控制条件制备金属化合物。书中叙述最详细的部分就是炼制"还丹"，这也是该书的核心内容，文内的红色产物"还丹"实质为氧化汞，而在同时期其他著作如《伤寒杂病论》《武威汉代医简》等医学著作中，却没有相关的记载，也未见用丹药治疗疮疡等外科疾病的记录，这也是值得我们进一步探讨的问题。我国现存最早的药学著作《神农本草经》总结了水银治疗皮肤病、雄黄治疗恶疮的功效等，反映了早期外科学积累的经验。由于这些矿物药炼制的丹药属于大辛大热之品,服用后会出现燥热难耐、坐卧不宁、精神亢奋等症状,所以服用丹药后,一般要"寒衣、寒饮、寒食、寒卧",因此这一类矿物制剂被泛称为"寒食散"。书法家王羲之、医学家皇甫谧以及赫赫有名的竹林七贤等,均服食过寒食散。至中唐时期,人们终于认识到服用丹药的不良反应,当时的医学著作《诸病源候论》《千金要方》《外台秘要》等都进行了记载。虽然炼丹在养生上是"误入歧途",但长期的炼丹活动却促进了古代化学和外用药的发展。如驰名世界的火药,就是唐代炼丹家发明出来的,炼丹家通过对硫黄、硝石与木炭混合燃烧现象的观察与实验制成了黑火药。至隋唐时期,丹药外用治疗疮疡的方法逐渐丰富,且获得了良好疗效,如唐代孙思邈在《千金翼方》中记载使用炼制的"水银霜"来治疗皮肤病。唐代王焘在《外台秘要》中记载的引《范汪方》的"飞黄散"和引《广济方》的"飞黄散",都是矿物药炼的丹方,用来治疗疮疡。《医宗金鉴》谓:"疡医若无红白二丹,决难立刻取效。"红白二丹即指红升丹、白降丹。故有"中医外科三件宝,白降红升黑膏药"等体现临床疗效的经验术语,可见丹药之重要。

汉末魏晋南北朝时期,北方、中原战乱不断,社会动荡,而江南一带则相对稳定。尤其是福建地处偏远,人烟稀少,闽山秀水颇符合炼丹术士"合丹当于名山之中,无人之地"的标准。不少金丹术士纷纷东渡,进而南迁入闽,云游于八闽名山大川之中,寻找理想的修炼场所,并积极从事炼丹活动,因此福建较多名山都有炼丹的遗迹。唐末是继东晋之后的又一次战乱频仍时期,北方方士再次南迁,特别是进入宋朝之后,炼丹术士遂在南边继续炼丹工作。

自东晋以来,北方方士的南迁,表面看起来是因为北方战乱,实际上,在我国南方存在的许多炼丹必不可少的矿物原料才是他们南迁的更大驱动力。《本草图经》载："水银，生符陵平土，今出秦州、商州、道州、邵武军，而秦州乃来自西羌界。"邵武军即今邵武市，为福建省南平市代管，地处福建西北部。邵武自古是由赣入闽的要道之一，地势险要，可屯兵，能守御，历来为兵家必争之地，闽越王无诸后裔筑乌阪城于此，为闽越拒汉六城之一。宋朝还专设邵武军水银务，每年收取朱砂、水银上贡朝廷。另据《福建省矿物志》记载，炼丹所需的重要矿物朱砂在福建省分布广泛。由于福建地处我国东南沿海，气候温和，雨量充沛，全省境内山岭耸立，丘陵起伏，河谷、盆地交错分布，地势西北高东南低，是中国大陆东南丘陵的一部分，山地、丘陵约占全省总面积的 95%，人们常称福建是"东南山国"。繁茂的森林，覆盖着闽中及闽西北的大部分山地，海岸曲折漫长，港湾岛屿众多，自然条件和生态环境优越，适合人类的生息与繁衍。福建沿海冲海积平原地区，如福州、漳州等地表层土壤中元素汞（Hg）、砷（As）含量普遍较高。有研究者在抽选的 240 件样品中，87 件样品中含有朱砂，占样品总数的 36.25%；118 件样品中含有雄黄，占样品总数的 49.17%，且朱砂、雄黄含量较高。朱砂的汞含量为 86.21%；雄黄矿物主要成分为硫化砷，其砷含量达 70%。朱砂、雄黄均为在地表十分稳定的矿物，可以长距离搬运，在硫化物矿出露区常有朱砂、雄黄重砂出现。主要产出方式有两种：一是呈微量矿物形式赋存于各期次以花岗岩类为代表的岩浆岩中；二是风化搬运的河流沉积物中，据 1∶20 万重砂调查资料，其可见率达 38.8%，此外在某些金属硫化物矿区中也见以共生矿物形式存在的朱砂。福清东仔叶蜡石矿的红外光谱中有朱砂痕迹。热液成因的辰砂以产于大田城关朱砂为代表。另还有铁朱砂，分布于南平及三明的建宁、泰宁、清流、宁化等地，见于河流重砂内，与朱砂、雄黄、黄铁矿、针铁矿、方铅矿、闪锌矿等硫化物伴生。

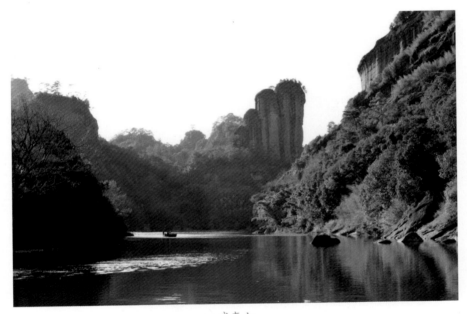

武夷山

第二节 福建丹药代表性人物

一、汉代

公元前 334 年，越国（于越）被楚灭后，越国贵族和平民纷纷进入福建定居。于越族原是我国南方少数民族中文化比较先进的民族，于越入闽后给福建带来了中原地区的先进文化，逐步发展成为百越诸族中举足轻重的力量。外来的于越族和福建土著相互融合，推动了社会的进步，促进了闽越族的形成，于是福建有了"闽越"之称，之后有更多人相继入闽，也形成了具有闽越特色的地方医学和炼丹史，涌现了一批丹药代表性人物。

· 1. 何氏九仙

相传汉武帝时期，江西何氏九兄弟相邀自中原从闽北古道入闽，在福州于山修道炼丹，因此于山又名九仙山，山中尚存炼丹井、平远台、浴鸦池、仙人床、金积园、龙舌泉、石龟池、狮子岩、鳌峰顶、仙羊石、九仙洞、棋盘石等遗迹。于山形如巨鳌，主峰鳌峰峰顶东北面建有九仙观，主奉何氏九仙，前殿有四层四角石塔耸于殿前，另有九仙阁，又名玉皇阁，为结构雄伟的双层楼阁，因位于九仙像前祀玉皇大帝而得名。

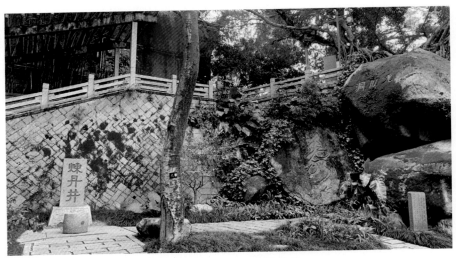

福州于山（九仙山）炼丹井

　　另在福清石竹山和莆田仙游的九鲤湖也有"何氏九仙"采药炼丹救人的传说故事，九鲤湖景区内仍保存有炼丹井、丹鼎和丹灶等景点。学者刘福铸考证何氏九仙是民间信仰，是道教"九仙"之说的衍生。

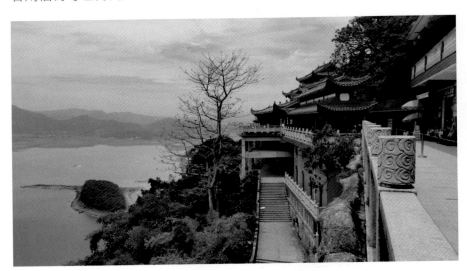

福州福清石竹山

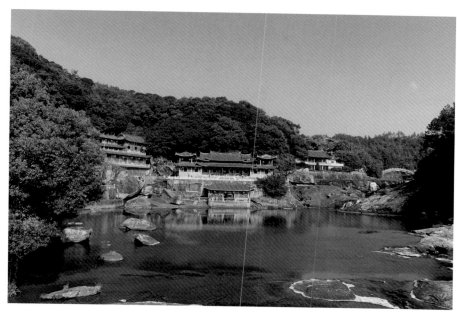

莆田仙游九鲤湖

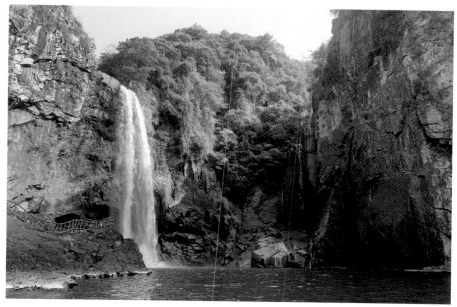

莆田仙游九鲤湖瀑布

· 2. 梅福

《汉书·梅福传》记载："至元始中，王莽颛政，福一朝弃妻子，去九江，至今传以为仙。其后，人有见福于会稽者，变名姓，为吴市门卒云。"《延平府志·卷三十一·仙释》载："梅福，字子真，九江寿春人。初，补南昌尉，后弃妻子，炼丹往来衍山中玉华洞，自称九江道人……因号其村，为梅岐里属剑浦哨乡。"又据《福建通志》载，西汉时期，曾任南昌尉的江西九江郡寿春（今安徽寿县）人梅福，字子真，少年求学长安，精研《尚书》和《谷梁春秋》。其后在三明、南平等地从事炼丹活动，泰宁栖真岩内至今保留其炼丹的石炉。《泰宁县志》记载："在长兴保，高二丈许，广五尺余。相传梅福避世炼丹处，今丹炉尚存。中有朝斗石，采药涧。宋宝祐间，乡人立祠岩下。"福建等地传梅福或隐居，或修道，留下遗迹甚多，这些地方也有少量梅福信仰分布，梅福所到之处基本有立祠祭祀。梅福是否确有来闽，有待进一步考证。

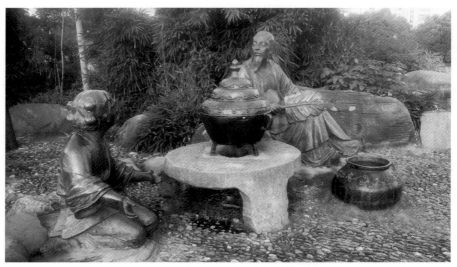

三明泰宁梅福炼丹雕塑

二、三国

董奉，又名董平，字君异，号拔墘，东汉末年三国时期侯官县董墘村（今福州市长乐古槐镇龙田村董厝）人。少年学医，信奉道教。年轻时，曾任侯官县小吏，不久归隐。董奉精导引之术，年逾八旬之时，气色如初。董奉医术高明，与南阳张机、谯郡华佗并称为"建安三神医"。《浔阳志·董奉太乙观》记载："董奉居庐山大中祥符观。"《真仙通鉴》记载："奉在人间百年，其颜色常如三十许人。"

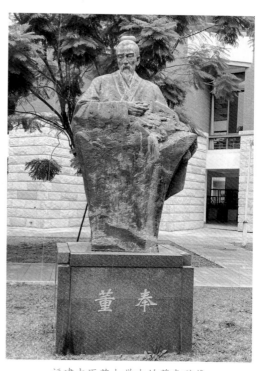

福建中医药大学内的董奉雕像

葛洪《神仙传》曰："燮尝病，死已三日，仙人董奉以一丸药与服，以水含之，捧其颐摇稍之食顷，即开目动手，颜色渐复，半日能起坐，四日复能语。遂复常。"

其载董奉事迹云："奉居山不种田，日为人治病，亦不取钱。重病愈者，使栽杏五株，轻者一株，如此数年，郁然成林。"因此后世称颂医家"杏林春暖"之语，盖源于此，也称董奉为"杏林始祖"。如今杏林已成为中医的代称，杏花成为中医之花。

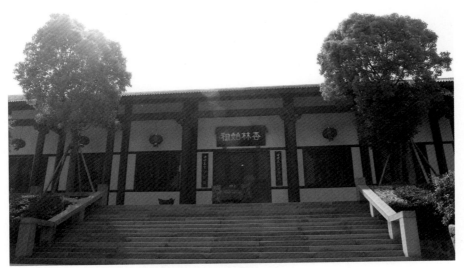

福州市长乐董奉纪念馆

三、晋代

随着两汉时期丹药理论的逐步完善，魏晋时期丹药家们进行了大量的实践探索，创造了许多功效不一、成分复杂、炼制各异的丹药。以我国著名化学家陈国符先生《道藏源流考》对丹经的断代为依据，整理研究《正统道藏》中两汉至隋唐时期17部丹经，发现早期外丹实践以"大丹"为主，大致在魏晋隋唐时期，丹药家们逐渐意识到了其不良反应，并反思炼制的方法，开始创造以非金石药物为主要成分、以治病为主要功效的"小丹"。

魏晋南北朝时期，中原战乱不断，社会动荡不安，福建地处偏远，相对稳定，不少道教炼丹家纷纷南迁入闽，如左慈、葛玄、郑隐、葛洪、任敦等。另据《崇安县志》及《历世真仙体道通鉴》所载，还有魏人王子骞、孙绰、赵元奇、彭令昭、顾思远等人曾在武夷山炼丹。

西晋以后，道教中的丹鼎派出于对金丹大道的虔诚追求，师徒相继，为此奋斗不已。东晋时期，开创了新局面，我国最有名、最有成就的炼丹家，首推晋代的葛洪（283—363），字稚川，江苏句容人，世称"丹药之祖"。葛洪的祖父葛系是三国时吴国的大鸿胪。其从祖葛玄（164—244），字孝先，乃道教灵宝派祖师，也尊称葛天师、葛仙翁，又称太极仙翁，精于炼丹，自幼好学，博览五经，十五六岁名震江左，性喜老、庄之说，不愿仕进，入天台山修炼，后遨游山川，周旋于括苍、南岳、罗浮诸山。葛玄曾将炼丹秘诀传授弟子郑隐（字思远），后来葛洪又从郑隐处学得炼丹术。葛洪承袭了早期的炼丹理论，写下了研究丹药的完整著作《抱朴子·内篇》，葛洪将炼丹术分为 3 个方面，一是炼制万应灵丹，即传说中令人长生不老的"仙丹"；二是制作长生不老药，即用矿物药、动物药、植物药制作能够却病延年的药；三是点化金银，即通过某种方法把普通的铜、铁变成黄金和白银。葛洪在从家乡到广东的路途中，曾经路过福建，其在福建炼丹活动的踪迹，从福建方志及出土文物中仍可窥见一斑。葛洪除了在闽北武夷山炼丹外，还曾深入福建宁德霞浦、漳州漳浦等地采药、炼丹。霞浦境内的洪山就是因为葛洪曾在此山中从事炼丹活动而得名。20 世纪 50 年代中期，福建考古工作者曾在霞浦发现多处葛洪炼丹遗址。另漳州漳浦深土镇有一座灶山，灶山又名丹山、丹灶山。丹山上有"仙人洞""仙弹琴""仙脚印""金龟偷丹"等景观。当地人尊称葛洪为仙祖，并在丹山最高峰建有祭祀葛洪的"仙祖庙"。

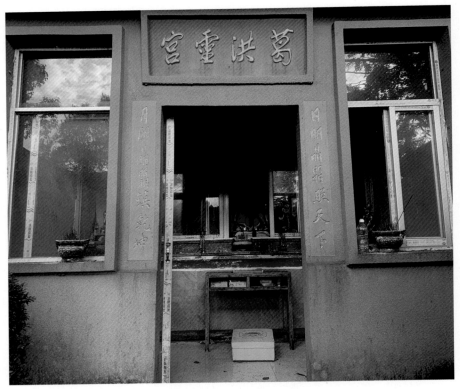

宁德霞浦葛洪山葛洪灵宫

　　董奉信道，自称"贫道"，与葛洪信仰亦合，对董奉事迹，葛洪必详细访求录入《神仙传》。《神仙传》十卷，篇幅皆短小，唯《董奉传》堪称长篇，据著名中医文献学家钱超尘教授考证，葛洪生于西晋武帝太康四年（283年），卒于晋哀帝兴元六年（363年），享年81岁。董奉亡故时期与葛洪出生之年相接，葛洪出生之时，为董奉晚年。董、葛所居之地相近，年寿相接，凡此皆为葛氏搜访董奉事迹，提供诸多便利。由此推测，葛洪寻访福建多地亦情有可原，属当时对敬慕者的追随活动。

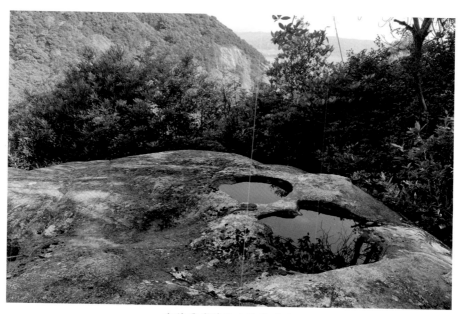

宁德霞浦葛洪山炼丹遗迹

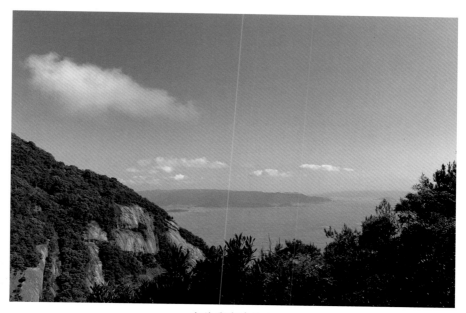

宁德霞浦葛洪山

四、南北朝

南北朝时期，随着道教的发展和兴旺，金丹黄白术不断发展，炼丹进入高潮，杰出人物不断涌现，其中最著名的是陶弘景，他炼丹颇有实验家风格，不做则已，做则必要其成。他选中"上清九转金丹方"，《华阳陶隐居内传》云"营九转丹，丹砂、雄黄最为主"。陶弘景经多方准备和多次实验才炼成。他还著有《合丹

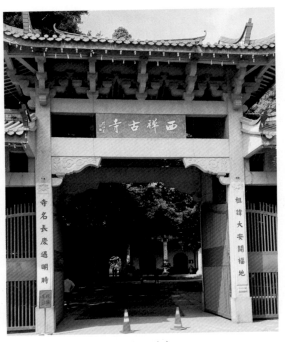

福州西禅寺

药诸法式节度》《集金丹黄白方》《太清诸丹集要》《炼化杂术》等炼丹方面的著作。相传陶弘景亦曾隐姓埋名来到福州采药炼丹。

相传南北朝时道士王霸随其父亲王增渡江入闽，在福州怡山、乌山和闽北武夷山修炼十余年，居福州西郊怡山"炼丹成药，点石为丹"。在《乌石山志·仙释》和白玉蟾的《觉非居士东菴甚奇观玉蟾曾游其间醉吟一篇》中均有记载。每逢饥岁，穷苦百姓日子过得很凄惨，王霸就通过炼丹卖药来换钱，他的药丹做得好，功效不错，富人们争相抢购，王霸将所得药金换米拿来救济穷苦百姓，后来人们便在他的故居建寺，隋末圮废。唐咸通八年（867 年）观察使李景温延请长安大禅师来此地建

寺，定名为"清禅寺"，两年后改名"延寿寺"。到了五代后唐长兴年间，闽王王延钧又更改寺名为"怡山西禅长庆寺"，俗称"西禅寺"。

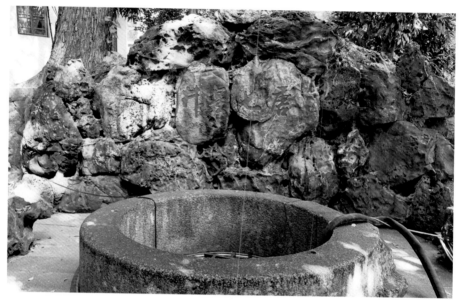

福州西禅寺内古井

五、隋唐

隋唐时期，李唐王朝奉道教为国教，尊老子为祖先，炼丹术发展到鼎盛时期，丹药的使用较以前更广。学者考证，隋唐时期，金丹功能出现明显分化，其中一类则逐渐与医学结合形成主要用于治病的丹方。如王焘《外台秘要》引《范汪方》"飞黄散"，其承袭了东汉五毒丹类似的药物组成和腐蚀疮疡恶肉的功效。蔺道人《仙授理伤续断秘方》中记载了飞黄散丰富的临床运用成果。孙思邈（约581—682）是隋唐著名炼丹家，但具体记述之丹方内容多注重治病疗疾之用，用药取材广泛，具有典型的医家风格。孙思邈的丹道思想所代表的理智的、医学化的倾向，清楚地说明了当时炼丹术信仰面临的危机，他同盛唐时期那些金砂派炼丹术士有很多不同之处。

唐朝时期，中原人口三次大规模南迁福建，道士在福建的活动更加频繁，炼丹术得到空前的发展。其中晋江人陈寨和福州人符契元在民间治病救难。由于唐代统治者较为重视和扶持道教，唐代福建省各地共兴建宫观 30 余座。泉州古城东街新府口巷，有一座闻名遐迩的玄妙观，始建于西晋太康三年（282 年），历史上曾称白云庙、中兴观、龙兴观、开元观、隆兴观、天庆观、元妙观等，观内外原凿有 7 口炼丹井，如今尚存 4 口井，分别在灵官宫门口、凌霄殿东侧、三清殿前和玄妙观西南侧墙外，相传为唐代泉州著名道士吴崇岳（号通元先生，泉州惠安人）开凿，作为炼丹之用。明代莆田史学家、方志学家黄仲昭在其著作《八

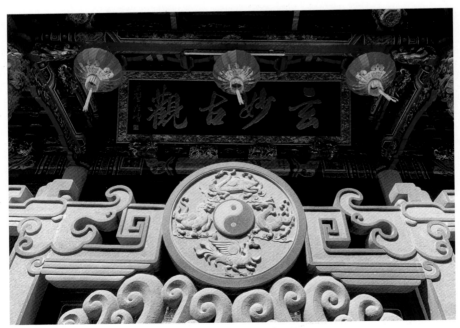

泉州玄妙古观

闽通志·卷之七》记载："炼丹井，在玄妙观内。或云昔通元先生吴崇岳炼丹之井。"清代道光《晋江县志·卷八》记载："炼丹井，在元妙观内，仙人吴崇岳遗迹。"另有诗人周渭留有《赠道士吴崇岳》诗句："楮为冠子布为裳，吞得丹霞寿最长。混俗性灵常乐道，出尘风格早休粮。枕中经妙谁传与，肘后方新自写将。百尺松梢几飞步，鹤栖板上礼虚皇。"

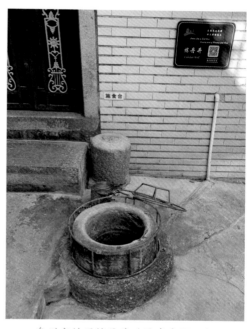

泉州玄妙观炼丹井（灵官宫门口）

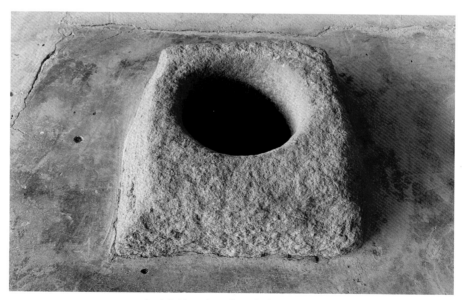

泉州玄妙观炼丹井（凌霄殿东侧）

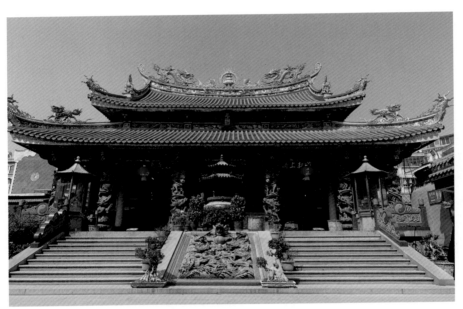

泉州玄妙观炼丹井（三清殿前）

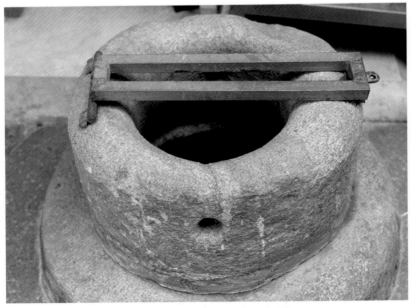

泉州玄妙观炼丹井（西南侧墙外）

六、宋代

从宋朝起，我国的炼丹方向逐渐朝着医药方面转移，此时期炼丹家的丹药炼制和医药家的治疗更紧密地联系在一起，如宋朝《苏沈良方》中的"妙香丸"含有粉霜一钱、腻粉三钱的记载。北宋初年，宋朝设邵武军（今福建邵武）水银务，每年收取朱砂、水银上贡朝廷。据《福建省志·宗教志》记载，北宋时期，汀州（今长汀）道士王捷以善炼金银、丹药并累进药金以助国费而累官至节度使。

· 1. 吴夲

吴夲（979—1036），又名吴本，字华基，号云冲，泉州同安积善里白礁乡人（今漳州龙海角美镇白礁村，一说青礁人，两地相距3千米左右）。据《慈济宫碑》《同安县志》《海登县志》等记载，吴夲出生于一个贫苦渔农家庭，父母均因贫病交加早逝，他遂立志学医以普济众生。他不娶妻室，终生素食，云游名山大

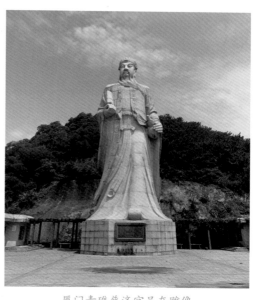

厦门青礁慈济宫吴夲雕像

寺，遍访名医，虚心求教，博取众家之长，并注意收集民间验方。相传他17岁时遇异人泛槎，相邀偕至昆仑，得受济世神方，返回故乡后，在盛产草药的岐山东鸣岭下龙湫坑畔结茅炼丹，认真学习并实践所学知识，

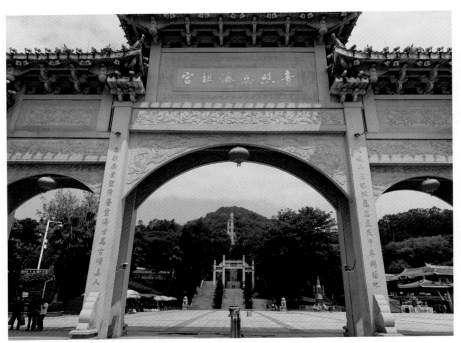

厦门青礁慈济宫

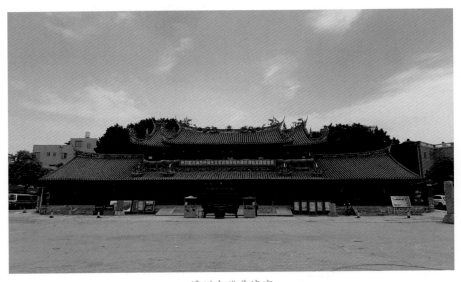

漳州白礁慈济宫

精通医理医术，为贫苦病人送医送药。乡民在龙湫坑立像祠祀，奉为"医灵真人"。明永乐十七年（1419 年）被封为"万寿无极保生大帝"。今我国的福建闽南地区、广东、台湾，以及东南亚各国华人居住地都建有许多慈济宫、大帝宫等供奉吴夲。他生前积累的临床验方秘方和民间中草药资料被后人汇辑成《吴夲本草》刊行。

· 2. 苏颂

苏颂（1020—1101），字子容，福建泉州府同安县（今厦门同安）人。北宋杰出的政治家、天文学家、天文机械制造家、药物学家。苏颂好学，经史九流、百家之说，至于算法、地志、山经、本草、训诂、律吕等学，则无所不通。作为历史上的杰出人物，其主要贡献是对科学技术方面，特别是医药学和天文学方面的突出贡献。李约瑟称其为"中国古代和中

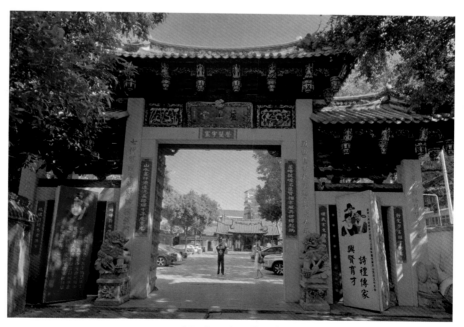

厦门苏颂故居芦山堂

世纪最伟大的博物学家和科学家之一"。苏颂在馆阁期间，曾与掌禹锡等人奉诏校注《开宝本草》，还主持编修了《图经本草》，全书图文并茂，考证详明，是一部承前启后的药物学巨著。这部著作中有记载铅霜制法："其法以铅杂水银十五分之一，合炼作片，置醋瓮中，密封，经久成霜。"其本人是否有炼制过丹药还有待进一步考证。

· 3. 白玉蟾

白玉蟾（1134—1229），南宋道教南宗五世祖，原姓葛，名长庚，字白叟、如晦、以阅、众甫等，号海琼子、云外子、神霄散吏等，世称紫清真人。祖籍福建闽清，出生于海南琼山县五原都显屋村（今海口琼山市美安镇典读村），幼年丧父，随母亲改嫁白氏，遂易姓更名。10岁时应童子科考，及长经史百家、诗文辞赋、书法绘画无不详究，16岁失恃，出家学道。白玉蟾23岁只身渡海，到大陆各地求师学道，他先后到过广东、江西、福建、浙江、湖南、湖北、四川、广西等地，罗浮山、庐山、霍童山、武夷山、龙虎山、天台山等名山大川都曾留下他的足迹。他42岁在广东罗浮山拜道教南宗四世祖陈楠（又名陈泥丸）道士为师，习研其道术和炼丹术。庆元四年（1198年），65岁的白玉蟾再往福建武夷山，结茅静坐修道炼丹。这段时间，白玉蟾经常往返武夷。嘉定九年（1216年），名隐士詹琰夫出资重建止止庵，并延请83岁的白玉蟾住持。白玉蟾创建"内丹派"南宗教团也自此始于福州，之后白玉蟾真人又多次来福州，福建的名山也留下白玉蟾炼丹修道的足迹，而且白玉蟾一生著述颇丰，生前即有《玉隆集》《上清集》《武夷集》行世，并著有《道德宝章》《金液还丹赋》《丹房法语》等30多种著作，以及经由弟子彭耜等整理的《海琼玉蟾先生文集》《紫清指玄集》《海琼白真人语录》等。

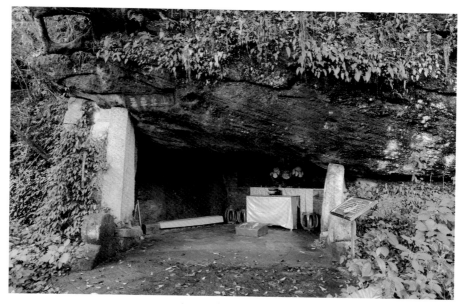

白玉蟾武夷山修道处

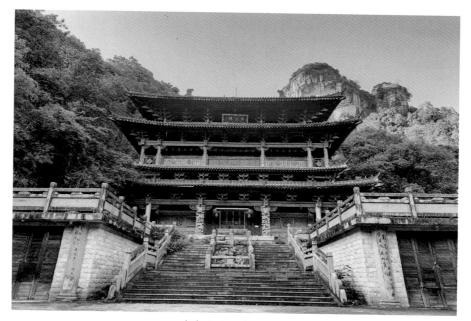

武夷山止止庵易经楼

·4. 彭耜

彭耜（1185— ？），南宗七真之一，字季益，号"鹤林"，人称彭鹤林，又号南岳先生，长乐（今福建福州市长乐）人，一说三山（今福建福州市）人。师事白玉蟾，得太乙刀圭火符之传、九鼎金铅砂汞之书、紫霄啸命风霆之文，归作《鹤林赋》，遂杜门绝交游，不理家业。与妻潘蕊珠同志，晨夕薰修。在居处立鹤林靖，日以孔老娱其心，以符治病。沈酣道法，呼啸风雷，人所敬慕。城东凤丘山有鹤林院遗址。曾采摭宋代诸家注编为《道德真经集注》十八卷，今存。

·5. 吴悮

吴悮，号自然子。生卒年不详，福州市高盖山人，活动于南宋孝宗（1163—1189）时期。其《丹房须知》成书于南宋隆兴元年（1163 年），明正统十年（1445 年）辑入《正统道藏》，是世界炼丹史上较早且较全面的一部专门介绍丹

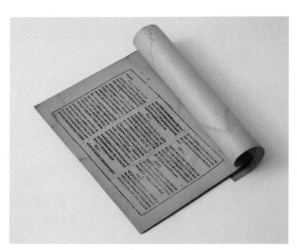

《丹房须知》书影

房设备及其注意事项的著作。全书大抵言炼丹之种种注意事项，征引《参同录》《火龙经》《金碧经》《混元经》，以及魏伯阳、阴真君、葛仙翁等语，以言择友、择地、丹室、禁秽、丹井、取土、造炭、添水、服食等 21 项与炼丹有关的事项。

·6. 周霞

周霞，字史卿，福建南平浦城人，出身世家，才华出众，早年学儒，后弃儒学道，相传宋哲宗元祐初年（1086年），他在赴京参加会试途中遇到一位道士，得养生炼丹之术，他放弃了进士考试，直接返乡回家，与妻隐居油果山（今名荣华山，南平市浦城仙阳镇境内），炼丹20余年，一日丹失，出神往寻，遭焚而逝，皇帝赐封"冲应真人"，后人在油果山上建了一座祠堂，名为神景观，以示纪念。

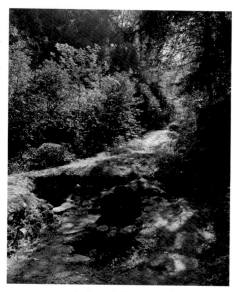

南平浦城荣华山三色泉

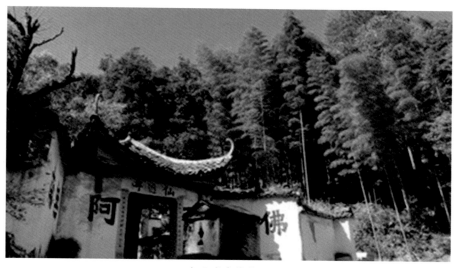

南平浦城荣华山

清朝初年祠堂曾被修复并改造成和尚庙，名为神景寺。后来经历了多次修缮，现存建筑为清朝晚期所建，现在被称为仙游寺。寺内保留了周史卿的真人祠和许多遗迹，包括炼丹井等。

七、元代

郭徽言，闽县（今福州市）人，元代医家，精通疡医术。世业疡科，秉承家学，至郭氏医术愈精，主张治疡须从内科入手，内外兼治。据吴海《闻过斋集·卷一》"赠医师郭徽言序"载："医师郭氏，吾郡之良也，居闽县官贤里……其得攻疡术四世矣。疡，医世称外科，谓与内科不通，执是技者，不过辨其肿溃金折之属，制其祝药劀杀之剂而已。郭氏谓疡虽外，实发于内，必先去其本，然后施疡治，以五毒五药次第攻调之。"其中五毒五药一般指丹药类，可见郭氏有运用丹药，是否有炼制有待进一步考证。

八、明代

明代开始，丹药用于中医临床治疗进入成熟阶段，成为中医外科的重要成药。明代汪机在《外科理例》一书首次记载了以砒石为君药的三品锭子的炼制方法，并第一次将三品锭子用于外科病症的治疗。其所用药物包括白矾、牛黄、乳香、没药，根据药物的组成不同及炼制方法差异分为上、中、下三品，用于治疗痔瘘、瘰疬、气核、疔疮、发背等。其炼制方法较粗糙，配方也较简单，但为后来医家的使用奠定了基础。如精刀圭之法的外科大家陈实功在汪氏基础上改进了三品锭子的配方和炼制方法，在其所著《外科正宗》卷之二中创用了外科名方三品一条枪。

陈自得，明朝福建竹泉人。性嗜道法，不求仕进，于诸子百家、经史仙记均涉猎不忘。云游江湖，遍访名师道侣，天文地理、兵法占卜、医药相法、无不通晓。自言炼外丹者，必先通晓内外丹法，著有《黄白直指》《铅汞奥旨》《琴火重光》《竹泉集》等，阐述内外丹法。《琴火重光》是专谈外丹的一部专著，为黄白术中的一种，后收入《道藏精华》，陈自得的事迹详载于《福建通志》。

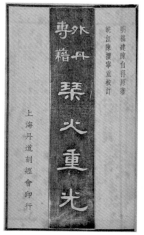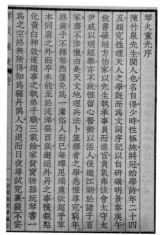

《琴火重光》书影

九、清代

· 1. 林朝凤

林朝凤，生卒年不详，清代蔡林人（今厦门集美蔡林村），字茂山。其跟随姑父以制丹药驰名，靖海侯施琅延聘其为军医官。军士被伤者，起弹丸，敷膏药，所治辄效。《同安县志·方技录卷三十七》记载："题功须加职衔，力辞。随行医厦岛，退隐家乡，芒履衲衣，逍遥泽畔，年七十余卒。"

· 2. 陈廷庸

陈廷庸（1839—1896），福州市仓山阳岐岩峰陈氏家族陈氏丹药制作技艺第一代传承人，其从一云游道士处学得炼丹之术，开始作为走方

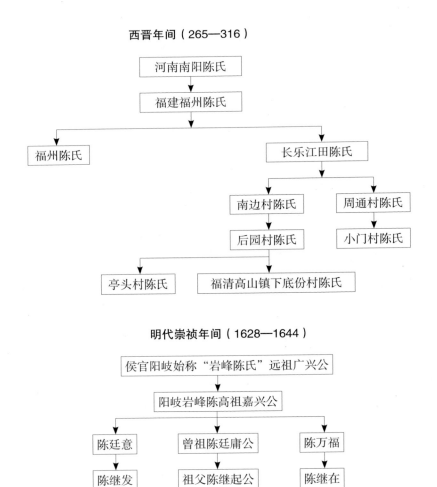

福州市仓山阳岐陈氏族谱

郎中，行医济世。之后将炼丹术传其子继起等，继起又传其子声元、庚元等，尤以庚元更著。

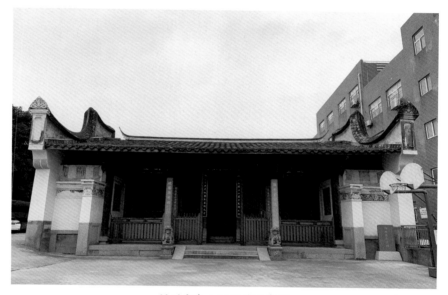

福州市仓山阳岐陈氏宗祠

· 3. 陈作椒

陈作椒（1880—1963），字元华，清光绪六年（1880年）生于闽县（今福州市）茶亭街，幼年时爱好武术，后立志学医，拜茶亭开化寺古月法师为师，学习中医外科，三年学成。在自己家中开"作椒医局"，尤擅治疗瘰疬。作椒把瘰疬看成全身性疾病，重视从痰论治，区别实、虚痰而施治，并根据瘰疬的不同证型，或用外敷法，或用银针、火针扎刺排脓，或拔核、抽瘘管。同时，配合以内服药治愈许多疑难症状。陈作椒用毕生的经验一手研制出了各种丸、散、丹、膏，各有其用，因价廉且有效，受到了广大群众好评，曾闻名于八闽的中医外科领域。

十、近现代和当代

· 1. 陈庚元

陈庚元（1894—1964），字耕园，陈廷庸之孙，福州市仓山阳岐岩峰陈氏家族中学医者众多，其中具有一定医名并传承炼丹之术者是陈耕园一脉。他于 20 世纪二三十年代开始在福州市仓山阳岐（玉屏山庄）、台江、永泰一带行医，因擅长炼制和使用丹药，治疗外科疾病有特效而声名远播。陈耕园先生于 20 世纪 50 年代被福建省人民医院聘为中医外科医师，因求医者众多，丹药使用量激增，也为了响应国家号召，陈耕园于 1958 年将祖传的丹药、膏药秘方贡献给国家，并交由当时的福建省中医药研究所特效药厂生产，特效药厂是福州屏山制药厂的前身，今称福州屏山制药有限公司。其生产的红升丹、白降丹等起初只是供应内部使用，后来应广大工农群众的要求，逐步扩大供应，销往全国各地，并

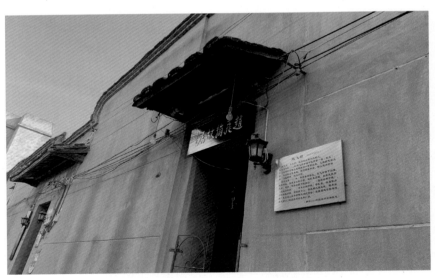

福州市仓山阳岐陈耕园故居（玉屏山庄）

远销东南亚，以及中国香港、中国澳门地区。当时生产的产品开始由福建省中医药研究所自销，因各医疗单位试用后均反映疗效良好，在各地普遍推广应用下，为了满足各地医疗机构的需求，1959 年后、1989 年之前药厂生产的各种成药均由福州医药采购供应站包销。

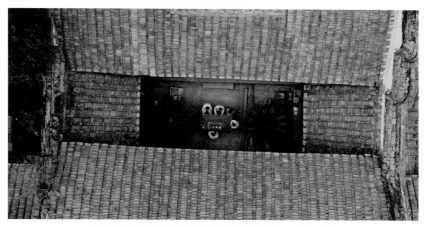

福州市仓山阳岐陈耕园故居俯看图（玉屏山庄）

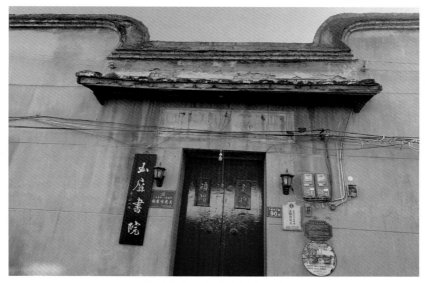

福州市仓山阳岐陈耕园故居

· 2. 陈树榕 ·

陈树榕（1913—1998），陈作椒之子，从小耳濡目染，掌握了祖传的方、药、膏、散，后来又就学于我国早期中医学校——福建省中医学社，1937 年开始悬壶济世。后被选派到北京中医学院师资班进修，之后任教于福建中医学院，培养了许多中医外科的骨干力量。作为福建中医外科带头人，任福建省人民医院外科主任，传承、发扬了父亲陈作椒的医术，擅长应用丸、散、丹、膏治疗各种疑难杂症，效果显著。有他使用红升丹、白降丹等治疗相关疾病的报道，其是否会炼制丹药尚待进一步考证。

· 3. 陈鳌石 ·

陈鳌石（1933—　　），陈耕园之子。其传承家学，习得父亲的炼制技艺，于 20 世纪八九十年代在福州屏山制药厂炼制丹药并进行临床研究，取得丰硕成果。由于其炼制的丹药纯度高，不良反应小，得到全国同行认可，生产的丹药远销东南亚地区。

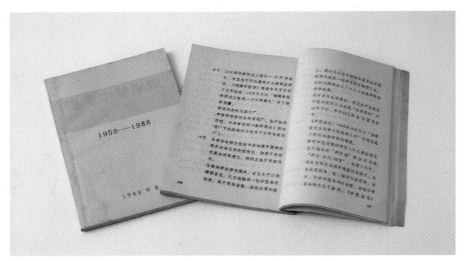

《福建中医学院简史（1958—1988）》书影

卫生部于 1989 年 6 月 23 日发布《关于撤销"红升丹"等七百六十八种中成药地方标准的通知》，因此自 20 世纪 90 年代开始，福州屏山制药厂停止生产红升丹、白降丹等，传统丹药的炼制技艺濒临失传。庆幸红升丹、白降丹和中九丸等的炼制技艺已在陈伯仪、陈仲伟、季炳武等陈鳌石弟子们中传承下来。"陈氏丹药制作技艺"于 2019 年被列为福建省第六批非物质文化遗产代表性项目，此项技艺因此得以更好地传承和保护。

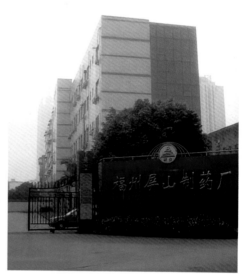

福州屏山制药厂

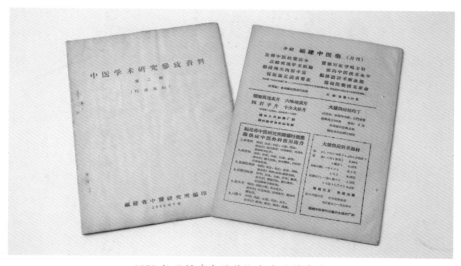

1958 年《福建中医药》杂志丹药广告

福建省内民间应还有不少炼丹和丹药应用之士，由于篇幅受限，也缺乏相关文献资料支持，故未能全部载入，有待进一步研究完善。

【参考文献】

[1] 刘德荣．福建医学发展史略（一）［J］．福建中医学院学报，2008（5）：59-61.

[2] 刘德荣．福建地域医学起源与早期的医药卫生概况［C］//中华中医药学会中医药文化分会．第十二届全国中医药文化学术研讨会论文集．北京：中华中医药学会，2009：5.

[3] 甄雪燕．从长生不老"仙丹"到外用丹剂——中医丹药的前世今生［J］．中医健康养生，2021，7（9）：78-80.

[4] 蔡林波，杨蓉．中国古代炼丹术的实验程序及知识体系之脉络探析［J］．广西民族大学学报（自然科学版），2021，27（2）：1-10，30.

[5] 卢屹东，谭春雨．两汉至隋唐时期道家外丹文化的发展及其实践特色［J］．中华中医药杂志，2020（2）：964-966.

[6] 江玉．古代中医外科外治方法发明创造价值的研究［D］．成都：成都中医药大学，2011.

[7] 和中浚．道教文化对中医外科学的影响［C］//中华中医药学会．第十五届全国中医药文化学术研讨会论文集．北京：中华中医药学会，2012：262-267.

[8] 陈海东，李芳，陈涤平，等．炼丹术的简史及其影响［J］．辽宁中医药大学学报，2009，11（2）：60-62.

[9] 郭东升．论《周易参同契》的外丹术［J］．江汉大学学报，1994（6）：

40-43.

[10] 程志立，顾漫，国华，等.孙思邈与炼丹术和丹药服食养生及思考 [J].中华中医药杂志，2016，31（3）：1109-1112.

[11] 孟乃昌.中国炼丹史轮廓[J].江西社会科学，1991（3）：63-67.

[12] 卫生部.关于撤销"红升丹"等七百六十八种中成药地方标准的通 知[卫药字（89）第33号][J].中国药事，1989（3）：146.

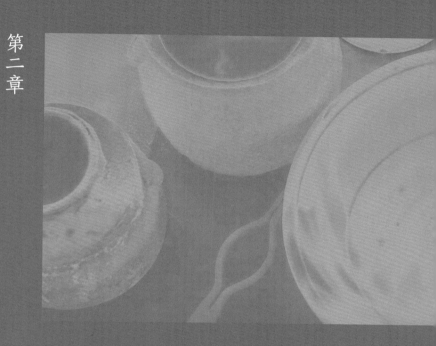

第二章

陈氏丹药概述

第一节 陈氏丹药历史渊源和传承

一、历史渊源

陈氏丹药制作技艺是祖国传统技艺炼丹术的一个分支，是福建省丹药制作技艺的代表。传承至今近200年历史，有明确的传承脉络，炼制的红升丹、白降丹曾行销海内外，得到同行的广泛认可，是研究我国丹药历史和临床疗效重要而且可靠的依据。陈氏丹药制作技艺与我国其他流派的丹药制作技艺相比，不仅在组方、剂量上有所不同，炼制器具和过程也不尽相同，是福州陈氏中医外科几代人经过不断实践改进后的成果，其提脓拔毒、蚀肉去腐、煨脓生肌的疗效经过了大量的实验研究和临床实践的验证，曾是治疗瘘管、慢性溃疡等疑难杂症有效的药物和手段。以前的中医外科医家都是亲自炼制丹药，且大多对处方和炼制方法秘而

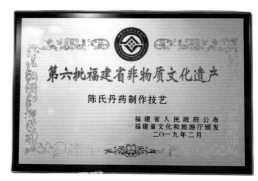

福建省非物质文化遗产代表性项目
"陈氏丹药制作技艺"牌匾

不传，也给丹药蒙上了一层神秘色彩。现代医者又因红升、白降一类丹药均由水银（汞）和其他矿物药炼制而成，具有一定腐蚀性和强烈毒性，每畏而弃用，以至现今能制炼和使用丹药的医者少之又少，又由于国家政策限制，生产丹药的药厂几乎停产，如原福州屏山制药厂已停止生产陈氏相关丹药，于是传统丹药的制作技艺濒临失传，令人可喜的是"陈氏丹药制作技艺"已于 2019 年被列入福建省第六批非物质文化遗产代表性项目。

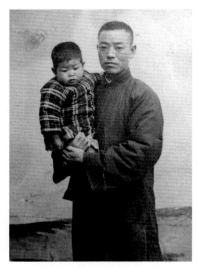

陈耕园与其子（陈鳌石）合影

陈氏丹药制作技艺一直在福州市仓山阳岐陈氏家族中流传，第一代传承人陈廷庸先生于清末咸丰年间从一道士处学得炼丹术后传其子孙。20 世纪二三十年代，第三代传承人陈耕园民间中医靠家传红升丹、白降丹、黑膏药及诊治外科疾病的技术在福州市仓山阳岐、台江及永泰一带行医，并形成一定影响力，因此后来被聘请到福建省人民医院中医外科坐诊。

二、传承脉络

该项非遗目前已传承至第六代。

第一代：陈廷庸（1839—1896）；

第二代：陈继起（1858—1923）；

第三代：陈耕园（1894—1964）；

第四代：陈鳌石（1933—　　　）；

第五代：陈伯仪、陈仲伟、季炳武等；

第六代：陈津、魏盈盈、廖水亨等。

三、代表性传承人

·1. 陈鳌石（1933.12—　　）

陈鳌石自小随父亲陈耕园学习医术及炼丹术，并将家传炼丹术进行改进，编撰了《炼丹术》一册。现为福建省非物质文化遗产代表性项目"陈氏丹药制作技艺"第四代传承人、福建省福州"陈氏中医外科学术流派"代表性传承人，福州市非物质文化遗产代表性项目"陈氏中医外科膏药疗法"第四代传承人。

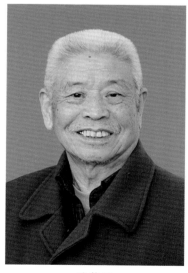 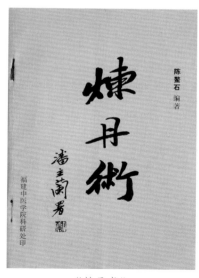

陈鳌石　　　　　　　　　　　《炼丹术》

·2. 陈伯仪（1963.11— ）

陈伯仪为陈鳌石先生长子，自小跟随父亲学医，并习得陈氏丹药制作技艺。现为福建省非物质文化遗产代表性项目"陈氏丹药制作技艺"省级代表性传承人，福建省福州"陈氏中医外科学术流派"代表性传承人。

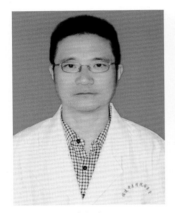
陈伯仪

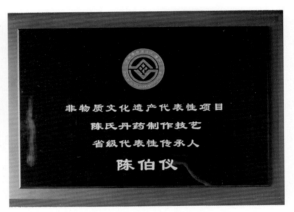
非遗代表性传承人陈伯仪

四、主要传承人

·1. 陈仲伟（1965.7— ）

陈仲伟为陈鳌石先生次子，自小跟随父亲学医，并习得陈氏丹药制作技艺和陈氏中医外科膏药疗法等。现为福建省非物质文化遗产代表性项目"陈氏丹药制作技艺"第五代传承人，福建省福州"陈氏中医外科学术流派"代表性传承人，福州市非物质文化遗产代表性项目"陈氏中医外科膏药疗法"代表性传承人。

·2. 季炳武（1983.5— ）

季炳武为陈鳌石先生师承弟子，跟随陈鳌石学习中医、陈氏丹药制作技艺和陈氏中医外科膏药疗法等。现为福建省非物质文化遗产代表性项目"陈氏丹药制作技艺"第五代传承人，福建省福州"陈氏中医外科学术流派"代表性传承人，福州市非物质文化遗产代表性项目"陈氏中医外科膏药疗法"第五代传承人。

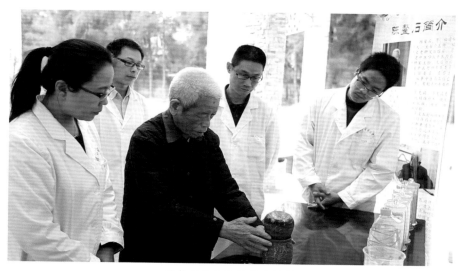

陈鳌石教授传授炼丹技艺

第二节

陈氏丹药简介

陈氏丹药中最具代表性的就是红升丹、白降丹和中九丸，其他丹药基本都是由此演化而来，本书主要介绍这三种丹药。

一、陈氏红升丹

【名称】红升丹又称红粉、大升丹、小金丹等。因其色红故名红升丹或红粉；三仙丹称为小升丹，红升丹称大升丹；亦有将白降丹称为大金丹，红升丹称为小金丹的。

【来源】家传秘方。陈氏红升丹按照水银33g、火硝75g、白矾25g、雄黄2.4g、朱砂3g、胆矾6g、硼砂7.5g的比例制得。

【成分】其主要成分为氧化汞（HgO）和二硫化砷（As_2S_2）。可能还含有少量的硝酸汞 [$Hg(NO_3)_2$]、二硝酸铅 [$Pb(NO_3)_2$] 等。

【性状】《福建省中药炮制规范（1988年）》记载：本品呈橙红色片状或粉状结晶，质硬，性脆，无臭，遇光颜色逐渐变深（因析出水银而变黑色）。不溶于水和酒精，能溶于稀盐酸和稀硝酸中。

【性味】微带金属性涩味，味辛、涩，性热。有大毒，切忌内服。

【功能】拔毒，提脓，去腐，生肌，敛口。

【主治】用于痈疽疔疮、溃疡瘘管、瘿瘤瘰疬、乳癌乳痈、横痃下疳、顽癣湿疹及梅毒等病。据《外科正宗》记载："凡疮久不收口，用此研细掺上少许，其口易完，若入于一概收敛药中，用之其功奇甚捷。"《医宗金鉴》载："红升丹治一切痈疽疮疡溃后，拔毒去腐、生肌长肉。疮口坚硬，肉黯紫黑，用丹少许，鸡翎扫上，立刻红活。"又载："外用红升丹作捻，以去腐生肌。"又载："若遇气虚之人，则唯恃药力以化之，盖去腐之药，乃疡科之要药也。"《张氏医通》用之治霉疮结毒。《吴氏医方汇编》用之治一切阳证腐烂太甚者。《沈氏经验方》载："治痈疽烂肉未清，脓水未净。"《集成良方三百种》载："用于治痈疽疔毒溃后。"《外科大成》载："治一切顽疮及杨梅粉毒、喉疳、下疳、痘子。"《疡医大全》载："提脓长肉，治疮口坚硬，肉暗紫黑，或有脓不尽者。"《疡科心得集》载："治一切疮疡溃后，拔毒去腐，生新长肉。"高秉钧《谦益斋外科医案》曰："升者春生之气，既可去腐，又可生新。"顾世澄《疡医大全》曰："红升丹不独提脓，且能生肌，如疮毒淌水者用之，次日即转稠脓。此丹功效，用之一面提脓，一面长肉，肌肉长平，仍以此丹上之，即可结疤收口，首尾并用，所以为神也。"《疡科纲要》曰："化腐搜毒治疮疡久溃，流水不已，不能收口者。"《救伤秘旨》："拔毒生肌治损伤。"

【用法】一般不用纯品，可将红升丹与石膏、青黛等其他药物配成一定比例后使用。如可分别与熟石膏按照1∶1、3∶7、2∶8、1∶9等比例而制成五五丹、七三丹、八二丹、九一丹等。外撒，或捻成药捻，

或配成软膏，涂在患处。因红升丹有大毒，应严格控制剂量，外用一般
每次不超过 0.03~0.1g，外用以鸡毛蘸药粉撒于疮口上。纯氧化汞外用成
人中毒量为 0.5~0.8g，致死量为 1~15g。

【特点】陈氏红升丹也是以水银、火硝、白矾、雄黄、朱砂等炼制
而成的，呈橘红色结晶体粉末或块状，质重，无臭，不溶于水及酒精，
能溶于稀盐酸和稀硝酸，放在铁片上烧，则红色逐渐变成黑褐色，冷后
又恢复原色，应避光保存，因遇强光及高热则逐渐析出水银而变成黑色，
成为剧毒品。

【注意事项】本品有大毒，不可口服，外用不可过量或者持续使用。
本品系毒性药，应遵照《医疗用毒性药品管理办法》的有关规定使用。

【贮藏】密封，避光，盛于瓷瓶或褐色瓶内，置干燥处。

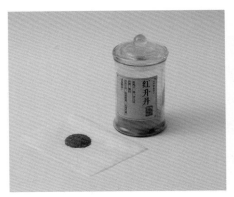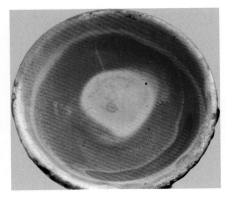

陈氏红升丹

二、陈氏白降丹

【名称】白降丹又称粉霜、白雪、艮雪、降药、赤帝体雪、流汞素霜、
大金丹等。其色白故名白降丹；因其炼制后成品为白色，如霜或雪花状，

因此称为粉霜、白雪等。

【来源】家传秘方。据孙启明考证，白降丹首载于清代蒋示吉的《医宗说约》（1663年），在该著作中第一次把外科丹药分为"红升"与"白降"两大类。孟乃昌认为：收载白降丹制备方法的药学著作有唐代的《外台秘要》《千金翼方》，宋代的《嘉祐补注本草》，明代的《本草品汇精要》《本草纲目》及清代的吴谦《医宗金鉴》《疡医大全》等，药物组成大体上相同，都包含水银、火硝、白矾、硼砂，又稍有出入，现在各家一般所采用的是《医宗金鉴》原方，即"朱砂一钱、水银一两、硼砂五钱、火硝一两五钱、食盐一两五钱、白矾一两五钱"而制得。陈氏白降丹按照水银21g、火硝33g、白矾30g、朱砂6g、雄黄2.1g、硼砂7.5g、绿矾30g、食盐36g的比例制得。

【成分】其主要成分为氯化汞（$HgCl_2$），或者是氯化汞与氯化亚汞（俗称甘汞，$Hg_2Cl_2/HgCl$）的混合物，也可含有少量的氧化汞和砷化物。由于原料、温度等原因，白降丹中含氯化汞的多少不一，汞的氯化物，究竟是氯化汞还是氯化亚汞，或是两者的混合物，则与配方中的用盐量及炼制时的温度有关。福建中医药大学药学院对陈氏白降丹进行成分分析，结果显示其氯化汞含量在92.32%左右。

【性状】《福建省中药饮片炮制规范（1988年）》记载：本品呈块状，系针状结晶聚合而成，或呈雪花状，白色或微黄色，稍有光泽，不透明，质重，易碎，气无，微有金属辛辣味，细粉末呈白色或淡黄色。《福建省中药饮片炮制规范（2012年版）》记载：本品为白色结晶粉末，气微。本品置闭口管内，加热至277℃时，则熔成无色液体，继续加热至300℃时，则升华。

【性味】味咸、酸，性寒。有毒且具有腐蚀性。中毒时可出现嗜睡，头晕心悸，全身极度虚弱，恶心，呕吐，腹痛，腹泻，黏液便或血便，严重者可出现痉挛，发生急性肾功能衰竭，以致昏迷。切忌内服。

【功能】消肿，排脓，去腐生肌。《外科正宗（许楣增辑版）》记载本品具有提脓拔毒、退管生肌等功效。

【主治】用于赘瘤息肉，瘘管恶疮，疔毒发背，痈疽腐肉不脱等。据《医宗金鉴》记载："白降丹治痈疽发背，一切疔毒，用少许。疮大者用五六厘，疮小者用一二厘，水调敷疮头上。初起者立刻起疱消散，成脓者即溃，腐者即脱，消肿。诚夺命之灵丹也。"

【用法】本品只供外用，外用微量，宜控制在0.05g/（次·日）以内；禁止口服。白降丹毒性较大，外用0.1~0.2g即可引起中毒，致死量为0.3g。其不用纯品，多配药外用。可将白降丹稀释后使用，水调少许，涂点脓头，致破溃引流；或者做成药线、药丁、药液等。

【特点】陈氏白降丹具有纯度高、疗效好、不良反应小等特点。

【注意事项】本品有大毒，不可口服，外用不可过量或者持续使用。本品系毒性药，应遵照《医疗用毒性药品管理办法》的有关规定使用。长时间或连续使用外科丹药，有导致蓄积性汞中毒的可能性，以流涎、牙龈肿痛为主要表现的"虚火上攻"是汞中毒的先期临床所见，一旦出现，应立即停药，并应积极采取解毒措施，传统方法是服用土茯苓或搜风解毒汤。对某些特殊部位如口、鼻、眼、前后阴黏膜处，以及胸腹腔深处的疮口，应慎用或禁用，以杜绝意外情况的发生。色泽异常的丹药不宜使用。

【贮藏】密封，避光，盛于瓷瓶或褐色瓶内，置干燥处。

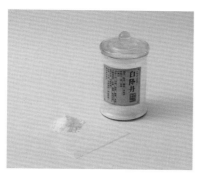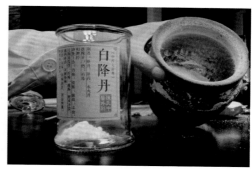

陈氏白降丹

三、陈氏中九丸

【名称】中九丸，又称中久丸、仙丹、倒毒丸、九转回春丹、九转还魂丹等。

【来源】家传秘方。陈氏中九丸按白灵药、银翠各18g，石青、金丹各9g，麝香3g，蟾酥6g，熊胆、牛黄各20g，天龙20g，灰枣1000g制得。

【组成】百灵药、银翠、石青、金丹、蟾酥、麝香、珍珠、熊胆、朱砂等。

【性味】味辛，性温。有小毒，不宜久服。

【功能】软坚散结，消肿止痛，解毒，具有杀菌消毒、窜经走络、钻筋透骨、逐毒下行之功效。

【主治】梅毒、瘰疬、骨髓炎、恶性肿瘤初期或术后久治不愈之顽疮、骨结核、阴疽恶毒，以及阴阳夹杂症偏于阴者。凡漫肿无头，昼轻夜重，皮色不变，顽麻木硬等症，能使未成者消，已成者速溃。对一切阴性的痈疽疮毒、脉管炎、骨髓炎、风湿性关节炎、类风湿关节炎、鹅掌风、臁疮、梅毒及各种恶性肿瘤等疑难杂症均有奇效，是中医药宝库中的一朵奇葩。陈鳌石先生曾将家传中九丸用于治疗痰核、瘰疬、阴疽、流痰、恶性肿瘤等，取得满意疗效。学者刘文渊于1958年就撰文介绍了其临床上使用中九丸治疗骨结核这一世界难题。张觉人在《中国炼丹术与丹药》中称："曾经使用达六十年之久，无往不利。"《文琢之中医外科经验集》将本方列为特效方之首，认为恶性肿瘤初期或术后均为其适应证，对于肠癌、膀胱癌亦有显效。1993年冷春申指出本方专治各种淋巴结结核、骨结核、腰椎结核、关节结核、皮肤癌及久治不愈的花柳梅毒，对麻木顽硬之恶疮阴疽、陈旧性溃疡、臁疮、翻花疮等均有特效，能杀灭梅毒病原体、细菌和寄生虫等。

【用法】以枣泥为丸，如小黑豆大，朱砂为衣，每服2~3丸，用龙眼肉包好，白糖开水送服，每日2次。病重者，可服3~4丸。

【特点】中九丸是长期流传于我国西南地区民间医生中的一个秘方，对治疗骨关节结核、瘰疬、梅毒等难治之症有特效。纯以金石药物为主，再辅以名贵中药炼制而成。中九丸作为治疗某些疾病的特效药，对某些疑难疾病仍具有广阔的应用前景。

【注意事项】本品有小毒，孕妇及肝肾功能异常者禁用，不可久服。

【贮藏】密封，避光，盛于瓷瓶或褐色瓶内，置干燥处。

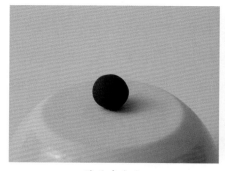

陈氏中九丸

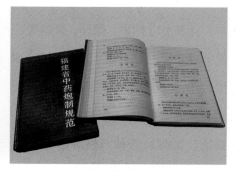

《福建省中药炮制规范》书影

第三节

丹药的作用

丹药主要含汞和汞的化合物，因为汞是有毒物质，无论内服或者外用都要严格控制其使用剂量。若小剂量内服，经吸收后能刺激骨髓，增强心脏功能，增加红细胞数量，增加尿量，故具有补血、利尿等功效。此外，汞是杀菌剂，能杀灭梅毒、细菌和寄生虫等，因此可以用于治疗梅毒、疮毒和寄生虫等疾病。若作为外用制剂，则具有提脓、杀虫、去腐、生肌等作用，其具体作用机制如下。

一、提脓拔毒

药理研究证实，红升丹进入病灶组织后，其所含的氧化汞（HgO）会缓慢解离出汞离子，并与细菌呼吸酶中的巯基结合，使酶失去活性，导致细菌死亡。周邦靖等进行体外实验已证实氧化汞对常见化脓性细菌，如金黄色葡萄球菌、绿脓杆菌、大肠杆菌等具有强大的杀菌作用，杀菌效力比石炭酸强 100 倍以上。辽宁中医学院中医系卫生防疫教研组对丹药抗菌效果进行研究，发现其对金黄色葡萄球菌、绿脓杆菌、大肠杆菌、变形杆菌、福氏痢疾杆菌、乙型副伤寒杆菌等有显著的抗菌作用。陆继梅对红粉（红升丹）、轻粉体外抗菌作用进行实验研究，发现它们的抗菌谱由广到窄依次是红粉、轻粉、庆大霉素、氯霉素；对于绿脓杆菌的抗菌力，由高到低依次是庆大霉素、红粉、轻粉、氯霉素。但只有红粉有杀菌作用。乔敬华对比研究发现，九一丹、七三丹和五五丹中升丹的含量不同，但抑菌强度并不存在差异，3种药物的抗菌活性相似。在临床上对一般的创口感染，若只是达到抑菌的目的，不必强求过高含量的升丹药物，以避免产生不良反应。一般认为杀菌抗菌作用即中医所说的提脓拔毒作用。左金明等实验研究观察发现，红升丹和黄升丹均具有广泛的抗菌作用，两药不仅对革兰氏阳性菌有较强抗菌作用，而且对革兰氏阴性菌和真菌也有良好的抑菌效果，为两药在临床外科抗感染领域的开发利用提供了可靠的理论依据。

二、蚀肉去腐

药理研究证实，红升丹中含有微量的硝酸汞 $Hg(NO_3)_2$，其是可溶性盐类，加水可分解而成 HgO 和 HNO_3 而成为酸性溶液，对人体组织有缓和的腐蚀作用，可促使病变组织蛋白质凝固坏死，逐渐与健康组织分离进而脱离，从而达到蚀肉去腐的目的。乔敬华对比研究发现，九一丹、七三丹和五五丹去腐速度存在差异，且去腐强度与其所含升丹的含量成正相关。由于不同配比导致药物中所含的硝酸汞比例不一，因此需要根据经验用药，一般选用含升丹比例更高的八二丹（8∶2）或者七三丹（7∶3），甚至五五丹（5∶5）进行蚀肉去腐。

殷玉莲等研究发现，九一丹组及升丹组对疮面 MRSA 耐药菌具有较好的抑制作用。另外，还发现九一丹可抑制炎症状态下巨噬细胞肿瘤坏死因子-α（TNF-α）的分泌，并降低白细胞介素-6（IL-6）、诱导型一氧化氮合成酶（iNOS）等炎症物质的产生，免疫荧光染色标记结果也提示九一丹能够降低 M1 巨噬细胞极化。与此同时，九一丹组疮面脱腐、愈合方面均优于单独对照组和煅石膏组；虽然升丹组表现出较好的脱腐效果，但组内大鼠致死率较高，其安全性较差。可见，九一丹中的升丹成分能够发挥良好的提脓去腐作用，同时配伍煅石膏来稀释升丹浓度，减少了局部不良反应的发生。九一丹的经典配伍相辅相成，可发挥减毒稳效的作用。

三、煨脓生肌

姚昶等通过外用五五丹和九一丹两种不同浓度的红升丹制剂，分析创面微血管增生数、扩张度及微血栓数来探讨其对创面愈合的作用机制。实验表明，应用小剂量九一丹制剂，可通过调整创面的炎症反应，促进各种生长因子的聚集而达到促进肉芽生长的作用，即生肌的作用。临床中应注意的是，创面使用九一丹后脓液渗出增多，是创面在药物作用下局部组织代谢旺盛、气血充足的表现，是"煨脓"的结果，并非创面感染恶化。此时的"脓"并不是坏死组织溶解产生的脓液，而是自血管内向外渗出的血浆内各种成分，其中包括大量的中性粒细胞、淋巴细胞、巨噬细胞等多种生长因子、炎症介质，这种渗出能稀释毒素，促进白细胞的吞噬作用，显著增加白细胞介素-2 受体（IL-2R）、IL-6、TNF 的含量，调节创面局部生长因子含量，因此可以刺激创面肉芽与上皮生长，促进细胞有丝分裂，有利于肉芽增殖生长以加速创面愈合。因此，在使用九一丹后，医生必须正确地辨认脓液增多的原因，是"煨脓长肉"还是病情加重，这要结合全身症状加以辨别。

红升丹与白降丹的作用有一定的差异。通常红升丹的提脓拔毒、煨脓生肌作用优于白降丹，用于溃疡初起、脓腐未脱、脓水不净、新肉未生等情况。白降丹腐蚀性高于红升丹，更长于蚀肉与去腐，用于腐蚀组织、浅表脓肿、脓成未溃、脓腐溃后腐肉不脱、疮口太小形成窦道等情况。另有学者张万福认为，红升丹主要用治偏于阳证的疮痈，故以疮疡烂溃后提脓去腐为其主要适应证；白降丹主要用治偏于阴证的痈疽、疔毒内已溃而未穿孔。

第四节 丹药的优缺点

外科丹药是古代疡医药囊中的必备药物，谚云："外科法宝只有三，膏药、升药、白降丹。"因此丹药和膏药，在中医外科外治法中占有极其重要的地位。成都名医张觉人老前辈在《中国的炼丹术与丹药》一书中曾写道："直到目前为止，升药对一切感染性创伤、肿疡方面的治疗作用，还是一种极有价值的外用良药，在西药中直到现在还找不出可与红升丹作用相等的品物来。它是值得推广的外用良药。"谭新华教授赞誉"外科丹药是中医药宝库中的一枝奇葩"。

一、丹药的优点

· 1. 疗效确切

丹药具有明确的提脓、拔毒、去腐、脱管、煨脓、生肌等作用。白降丹具有蚀肉去腐、平胬等作用。

· 2. 见效快速

红升丹的提脓、去腐、脱管、生肌，确比他药效果好。白降丹的腐蚀、平胬作用，更有立竿见影之效。

· 3. 费用低廉

一般只用极少量丹药撒布于疮面上，或粘于药线上面纳入创口。如加盖膏药，则无需复杂的换药手续，每次用量甚微，费用甚少。

· 4. 缓解病痛

丹药在脱管、去腐方面，痛苦轻微，不易出血，无需手术，可减轻病人痛苦。

· 5. 存储方便

丹药由各种矿物质原料制炼而成，不易变质，可长期保存。

二、丹药的缺点

· 1. 有刺激性

丹药有刺激性，在颜面部疮疡及胸腹腔内疾患，均应慎用。外科丹药应避光贮存，盛于瓷瓶或褐色瓶内，色泽异常的丹药则不宜使用。

· 2. 有不良反应

红升丹的主要化学成分为氧化汞，其不良反应主要表现为汞中毒和过敏。如用红升丹后，创口周围出现红色的小丘疹，皮肤潮红，说明是过敏表现，应立即更换他药。如用红升丹时间较长，出现齿龈酸痛、红肿、易出血，唾液增多，口干，或呕吐、腹泻，或肌肉震颤、四肢无力、头痛，或兴奋、易怒、恐惧、厌烦、忧郁等异常状态，说明是汞慢性中毒，应立即停药。急性和慢性汞中毒主要损害神经系统，并累及心、肝、肾。其中肾脏是最容易受到汞影响的器官，体内的汞在肾脏的蓄积量最高。

有学者研究发现，五五丹引起的肾脏组织凋亡与用药剂量和时间密切相关。随着五五丹用药剂量的加大，肾脏组织的凋亡加剧；五五丹高剂量对肾脏组织的凋亡诱导作用1~2周时最明显，以后随着用药时间的延长，毒性作用减轻。五五丹中剂量、低剂量随着用药时间的延长，对肾脏组织的凋亡诱导作用加强，2~3周时达高峰，此后减轻。五五丹在用药4周，停药恢复1周后，肾脏组织的凋亡程度明显减轻，提示该药所造成的肾脏组织凋亡具有一定的可逆性。五五丹可通过调控兔抗人单克隆抗体（Bax）及B细胞淋巴瘤2家族蛋白（Bcl-2）表达水平引起肾脏细胞凋亡，这种效应具有一定的剂量—效应及时间—效应关系，但这种时间—效应关系具有一定的阶段性。高剂量外用1~2周时对Bax及Bcl-2蛋白表达的影响最大，3周后明显减弱；中剂量外用2周时Bax表达水平最高，3周时Bcl-2表达水平最低；低剂量外用3周时可引起Bcl-2表达水平明显下降，以后随着用药时间的延长，其对Bcl-2蛋白表达的影响明显减弱。提示机体对高剂量五五丹可能具有一定的适应能力，通过调节其相关代谢或增强其损伤修复功能从而使其毒性降低。

白降丹有腐蚀性，吸收后可引起汞中毒。若完整皮肤，可通过皮脂腺吸收，若皮肤缺损，则吸收加速。对汞过敏者可能引起皮炎等过敏症状，故应严格把握白降丹的适应证。

· 3. 禁忌较多

由于丹药大多为重金属，容易过敏，且有一定毒性，患者使用后存在一定的危险性，导致在临证时使用丹药有较大的局限性。

相对保守的外科全生派代表王洪绪虽反对使用丹药，在《外科证治全生集》中明确提出不选升降丹药之方，谓"世人以升降药为外科拔脓之要药，殊不知升降药乃盐、矾、砂、汞，火力煅炼而成，药之霸道者也，去瘀生新，或有赖焉"，从王氏的主张可以判断丹药确有去瘀生新之效，也从侧面反映出丹药当时在临床治疗方面的重要影响。

而我们已经认识到丹药的"毒性"既是毒性成分，又是药物的有效成分。因此，不能以单纯地"去毒统而论之，要从它具有的两重性加以认识和研究，既要抑制其毒性，又要发挥其有效成分的作用，所以说，丹药的"去毒"，其中关键之一是对"量"的控制，即对"含量"和"用量"（剂量）的控制。按医学用药经验，外用剂量红升丹、白降丹一般为0.06g，小升丹可用到0.3g。外用可据部位病灶大小运用。某些特殊部位如口、鼻、眼、前后阴黏膜处的疮口，以及胸腹腔深处等，应慎用或禁用，以避免意外情况的发生。内服则容易引起中毒或其他不良反应，临床中一般不建议内服。

关于"去毒"，传统炼丹家们认为外丹的毒性主要有两种：一种是火毒，一种是金毒。火毒不去，服者口鼻生疮，面似火烧；金毒不出，服者会瘫痪以至死亡。一般去火毒的办法是把丹药埋入土中，短则几日，长则数月、数年；或者把丹药悬在井中或浸泡在寒泉中一段时间，时间长短不定；也有用水煮丹药等方法。去金毒往往用醋泡、草药煮，各种丹药处理的方法不尽相同。然而，上述方法不一定能把丹药的毒性去除干净，外丹家们就在服丹时探索"去毒"的途径，他们经过试验发现用枣肉裹丹药服食有一定的效果，著名外科专家张觉人先生在试丹时观察到，用面粉丸制成的丹药给兔子吃，兔子食后，中毒死亡，而以枣肉制成的丹丸，兔子食后并无死亡。古代炼丹家还发现用绿豆或豆腐煮丹药食用，可以消减丹毒。

第五节
研究丹药的意义

由于丹药是含有汞、砷、铅等重金属的化合物，口服后极其容易中毒，因此自唐宋以来，丹药的应用逐渐局限于外科局部使用。随着科技的进步，各种丹药被提纯成以某种重金属元素为主的简单复合单体，重金属在内科领域的应用价值也逐渐显现。1967 年，Rosenberg 发现顺铂具有抗癌活性，并开创了研究重金属化合物抗癌功效的新思路和新领域。从那时起，重金属化合物在癌症医疗中的价值被重新认识。1971 年，哈尔滨医科大学在民间验方的启发下，研制出以三氧化二砷（俗称砒霜，As_2O_3）和少量轻粉（氯化亚汞，$HgCl_2$）为主要成分的癌灵 1 号，用于治疗急性早幼粒细胞白血病（APL），疗效显著，从此含砷化合物正式进入肿瘤内科的规范用药之中。丹药的研究意义简单归纳为以下几点。

一、传承制作技艺

由于卫生部于 1989 年 6 月 23 日发布《关于撤销"红升丹"等七百六十八种中成药地方标准的通知》，诸多药厂纷纷停止生产丹药，包括福州屏山制药厂在内。随着老药工的相继离去，丹药的制作技艺也因

此濒临失传的风险，因此传承该项制作技艺，也是在保护中医药技术和
传统文化。

二、提供治疗方案

当今社会还有很多疾病未能得到很好的治疗，如耳前瘘管、糖尿病足、
褥疮和慢性溃疡等均缺乏有效的治疗药物和方法，而丹药具有提脓拔毒、
去腐生肌的作用，并且具有疗效确切、见效快速、费用低廉等特点，可
以为当前的一些疑难病症提供治疗方案。临床实践已经证实各类升、降
丹在治疗诸如骨髓炎、某些类型肿瘤等疾病方面具有其优势，是非常有
发展前景的药物。因此，外丹一直以来就被中医临床家认为是"今后中
医外科中有广阔前途的疗法"。

三、服务科研创新

炼丹术是现代制药化学的先锋，为制药化学的发展奠定了基础。现
代科技虽然增加和丰富了中药制剂的剂型，如胶囊、注射剂、片剂、口
服液等，但是也破坏和冲击了传统医药制作技艺的完整传承和保护机制，
一些传统剂型和制作技术已经失传或正在被淘汰。一些药物炮制工序被
忽略，大多药物的炮制机制至今尚不清楚，被视为迷信，尤其是根植于
传统理论的丹药制作技艺，正面临被现代工艺改造和化学合成试验等主
流思想的冲击，所以，有学者指出："不要因为用了现代设备，就称为
高科技。须知'尊古炮制'中就富有很深的科学道理。"需要按照古人
的思维去研究其中非物质文化的内涵，并在此基础上加以创新和发展，

才能真正提高中医药研究水平，服务科研创新。

四、拓展临床应用

　　华东师范大学蔡林波副教授认为，如果我们暂时放下自己的好奇心，不去探究炼丹术士们的内心情感、信仰，以及各种稀奇古怪的想法等，而是单就古代炼丹术外在、客观显现的实践形态和内容来考察，就会发现，炼丹术其实并不神秘，它只不过是一种带有实验性质的"工艺"活动而已。古代不计其数的，包括许多极为重大的工艺技术，诸如药物制取、矿物冶炼、器物加工，以至烹饪技术等，无不从炼丹术中提炼、转移出来，并广泛、有效地应用于社会生产、生活领域。可见，在古代世界，炼丹术不仅是一种广泛意义的工艺技术性活动，甚至是一种具有工艺"母体"性质的实践载体。现代医学还有很多未解之谜，还有很多疾病未得到较好的治疗，而丹药具有较多的作用，随着科技的进步，未来可以更深入研究丹药的作用机理和临床疗效，并通过临床试验，开拓丹药的创新临床应用。

【参考文献】

［1］盖建民.左慈、葛洪入闽炼丹略考［J］.中国道教，1997（1）：39-40.

［2］江玉，和中浚.明清医家应用外科丹药概述［J］.时珍国医国药，2011（6）：1476-1477.

［3］谭新华.中医药宝库的一枝奇葩——外科丹药［J］.中医药导报，2007（10）：1-2，24.

［4］何振中，柳长华，王凤兰，等.外丹临床运用的现状与展望［J］.
　　成都中医药大学学报，2014（1）：114-117.

［5］孟乃昌，刘计生.制备白升丹与白降丹的化学反应［J］.中药通报，
　　1988，13（9）：25.

［6］汪洪，张文叶.丹剂类药物的沿革及药理作用浅析［J］.时珍国医
　　国药，2004（10）：690.

［7］陈鳌石，陈伯仪.家传中久丸新的炼法与临床应用［J］.福建中医药，
　　1991（2）：47-48.

［8］程国庆.古方中九丸的制备和应用［J］.时珍国药研究，1993（2）：
　　30-32.

［9］刘文渊.中九丸对骨结核之疗效介绍（附38例疗效分析）［J］.中
　　医杂志，1958（5）：321-323.

［10］周邦靖，周六贵.红升丹、白降丹对金黄色葡萄球菌和大肠杆菌杀
　　　菌效力的测定［J］.成都中医学院学报，1982，8（3）：60-61.

［11］姚昶，许芝银.红升丹提毒祛腐机理的实验研究［J］.南京中医药
　　　大学学报，2001，17（4）：227-229.

［12］殷玉莲，孟畑，马丽娜，等.九一丹及其有效组分抑制巨噬细胞
　　　M1 表型极化对 MRSA 感染慢性难愈性疮面的作用机制［J］.海南
　　　医学院学报，2022（5）：311-326.

［13］郭世祺，马荔.抗癌药物的先驱——顺铂［J］.大学化学，2020，
　　　35（1）：40-46.

［14］白云龙，单宏丽，周晋.亚砷酸注射液应用于急性早幼粒细胞白血
　　　病治疗的历程［J］.中医杂志，2019，60（1）：28-30.

［15］魏为兴.福建沿海地区表层土壤矿物分布特征及地质和环境意义
［J］.岩矿测试，2009，28（2）：125-130.

［16］李永刚，潘立群.高剂量五五丹外用对大鼠肾毒性凋亡机制研究
［J］.南京中医药大学学报，2012，28（2）：152-155.

［17］李永刚.升丹制剂——五五丹外用对大鼠的肾毒性及毒性机制研究
［D］.南京：南京中医药大学，2012.

［18］陆继梅，孟建华，安立，等.红粉、轻粉体外抗菌作用实验研究
［J］.新中医，2012，44（7）：157-158.

［19］乔敬华，钟水芳.含升丹药物对肛门致病菌抑制作用的初步研究
［J］.中国肛肠病杂志，2002（5）：12-13.

［20］张万福.丹药的发展与临床应用［J］.时珍国药研究，1996（5）：
66-67.

［21］于文忠.外科丹药考略［J］.中医研究，1988（4）：38-39，41.

［22］王莉芳，梁颖彬.白降丹的化学分析、制法简化及其作用特点的探
讨［J］.陕西新医药，1980（11）：53-54.

［23］杨德昌.自制白降丹的临床治验及烧炼工艺［J］.贵阳中医学院
学报，1983（2）：36-37.

［24］刘晶晶，张毅.红升丹的研究进展［J］.中医外治杂志，2009，
18（1）：57-58.

［25］陈红风，朱滢.红升丹现代研究进展［J］.中国中药杂志，2012，
37（6）：746-749.

［26］江玉.古代中医外科外治方法发明创造价值的研究［D］.成都：
成都中医药大学，2011.

［27］孙适然，袁淳晟，程志强.丹药结合消托补法在恶性肿瘤治疗中的
应用［J］.现代中西医结合杂志，2022，31（16）：2333-2336.

［28］冷春申.对民间验方"中九丸"的挖掘应用［J］.吉林中医药，
1993（1）：47.

［29］蔡林波."冶与天通"：试论炼丹术的工艺精神本质［J］.华东师
范大学学报：哲学社会科学版，2010（6）：16-22.

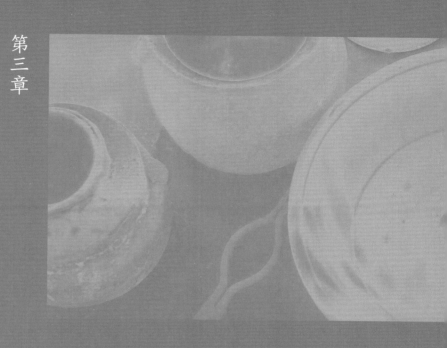

第三章

陈氏丹药制作技艺

第一节

炼制陈氏丹药
所需物料

炼丹术是现代化学的先导。我们在研究丹药时，需要对炼丹过程和使用的药料、工具等做一系统了解。

一、炼制陈氏丹药所需药料

炼制陈氏丹药所用药物有 60 余种，大致分为以下几类：金属类（如水银、金、铅、铜、银等）、氧化物类（如黄丹、铅丹、砒霜、赤石脂、磁石、石灰等）、硫化物类（如朱砂、雄黄、雌黄、矾石等）、氯化物类（如戎盐、硇砂、轻粉、粉霜）、硝酸盐类（如火硝）、硫酸盐类（如胆矾、绿矾、明矾、石膏、朴硝、寒水石等）、碳酸盐类（如石青、空青、铅粉、炉甘石等）、硼酸盐类（如硼砂等）、有机溶剂类（如醋、酒等）等。现主要介绍炼制和配制红升丹、白降丹、中九丸所需的药料。

· 1. 水银

【别名】汞、白澒、姹女、灵液、神水、澒、神胶、元水、元女、铅精、流珠、元珠、赤汞、砂汞、活宝等。

【来源】为一种液态金属，单质产出的常为液体小球状，散布于岩

石的缝隙之间，但数量很少，
大部分与硫化合成丹砂，因此
大部分是由汞矿中提炼出来
的，因其状如水，其色似银，
故名水银。

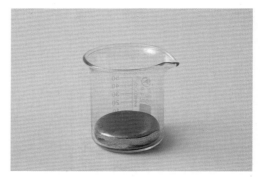

水银

【成分】汞（Hg）。

【性状】呈银白色小球状
液体，有金属光泽，不透明，比重 13.6，在零下 40℃时，则凝成固体，
作八面形结晶，加热至 356℃，则沸腾，变成有毒的气体而挥散。本品能
溶于浓硝酸或硝酸中。如与 10 倍脂肪研磨，则成灰白色油膏；与硫黄研磨，
则成为灰黑色粉末。

【性味】味辛，性寒；有毒。

【归经】归心、肝、肾经。

【功能】杀虫，攻毒，镇坠，除热，利尿。

【主治】痰涎，呕逆，惊热，尿闭，疥癣，湿痒，梅毒，恶疮，痔
瘘等。本品有毒，无论内服外用，中病即止，不宜久用。长期内服或外
用均易引起汞中毒，出现口齿咽喉肿痛或腐烂，口臭、流涎、吞咽困难、
头痛、心悸、失眠、恐惧、四肢拘挛、皮肤疹块等症状，如迁延日久则
会出现营养障碍、脱力、感染、败血性热而致死。

【炼丹中作用】水银是炼制丹药中的主要原料，其质与量直接关系
到成品丹药的质量好坏，须选清白光亮、游动灵活之上品，如色泽灰暗，
体显呆滞，即疑掺有铅质。鉴别之法，以手捻之，如铅灰黏附于手指，
即为次品。水银在强酸和催化剂的作用下，与不同物质反应生成的氧化

物或者盐类，便是炼制丹药的主要成分。此外，水银性重坠，易滑，单独不能研磨，因而临床上无论内服或者外用，多制成水银的混合物或者化合物使用。

· 2. 火硝

【别名】硝石、消石、焰硝、土硝、生硝、地霜、苦硝、北帝玄珠等。

【来源】为硝酸盐类钠钾石族矿物钾硝石经加工炼制而成的结晶。产在污秽阴湿地方或墙角及岩石表面的硝粉，需经过溶化滤去杂质后再结晶。

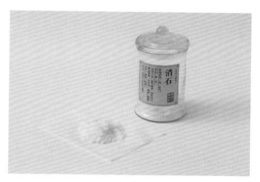

火硝

【成分】主要为硝酸钾（KNO_3），另外还含有少量硝酸钠（$NaNO_3$）、氯化钠及水分等。

【性状】天然产出者，呈针状或毛发状的集合体，由人工加工制成则呈假六方晶系的柱状晶体。色白或灰，条纹色白，微透明，表面呈玻璃样光泽，性脆，硬度 2，比重 2.1~2.2。暴露空气中不变化，烧之则熔融而爆炸，并生起紫色的火焰，遇水易溶，微溶于酒精，水溶液呈中性反应。

【性味】味辛、苦、微咸，性温；有小毒。

【归经】归心、脾、肺经。

【功能】攻坚破积，利尿泻下，解毒消肿，破痞瘤。

【主治】腹胀吐泻，心腹疼痛，黄疸，淋证，便秘，腹痛，喉痹，目赤痛肿，口疮，疔毒等。

【炼丹中作用】火硝、白矾在加热情况下会分解为硝酸和硫酸，是一种强氧化剂，能使水银氧化，当氧化剂的量充足时水银则被氧化完全，若氧化剂的量不足则水银被氧化较少。所以若组方中火硝、白矾量少，则不可能分解出足够的硝酸和硫酸，则水银被氧化少，生成物氧化汞或氯化汞的量也就少。若组方中火硝、白矾量较适宜，便能分解产生足够的硝酸和硫酸，使水银充分氧化，所以得到的氧化汞或氯化汞的量就多。因此炼丹中火硝和白矾是关键药物，其用量和比例十分重要。

· 3. 朱砂

【别名】丹砂、辰砂、丹粟、赤丹、光明砂、马牙砂、马齿砂、越砂。

【来源】为硫化物类矿物辰砂族辰砂，主含硫化汞（HgS）。其矿床常分布于各时代的水成岩中，采挖后，选

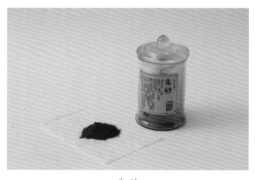

朱砂

取纯净者，用磁铁吸净含铁的杂质，再用水淘去杂石和泥沙。

【成分】硫化汞（HgS）。本品成分含量比例不尽相同，大致为含汞85.75%、硫 13.7%，不纯品中常混有雄黄、石灰或沥青等杂质。

【性状】为绯红色透明结晶体，有金刚石样光泽，质重而脆，硬度2.0~3.0，比重 8.0~8.2，放在闭口管中烘烧，则发生硫化汞的黑色升华，和碳酸钠共入闭口管中加热，则生成水银粒，能溶于王水（硝基盐酸）。

【性味】味甘，性微寒；有小毒。

【归经】归心经。

【功能】清心镇惊，镇静安神，明目，杀菌解毒。

【主治】心悸易惊，癫痫发狂，失眠多梦，小儿惊风，霍乱转筋，视物昏花，口疮，喉痹，疮疡肿毒，疥癣等病症。本品为汞化合物，内服不能过量，中病即止，不能长期服食。

【炼丹中作用】朱砂的主要成分是红色硫化汞，它在580℃以上升华。在炼丹条件下很快达到如此高温，故在丹药中一般检查不到硫化汞。它与氧化剂（如火硝）作用可生成氧化汞。加入朱砂相当于多加水银，可增加丹药的产量，但是相应地需要多消耗氧化剂。

· 4. 白矾

【别名】明矾、石涅、矾石、羽涅、羽泽、涅石、理石、白君、雪矾、云母矾、生矾等。煅烧后称枯矾，为脱水的硫酸钾铝 $KAl(SO_4)_2$。

【来源】为硫酸盐类矿物明矾石经加工提炼制成。白矾

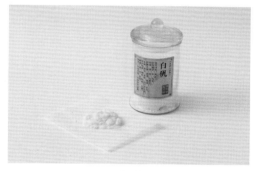

白矾

常由含黄铁矿、黏土片岩层分解后潜入地下水中，经化学反应而成，散布在黏土和黏板岩的表面上。

【成分】含水硫酸铝钾 $[KAl(SO_4)_2 \cdot 12H_2O]$。

【性状】呈不规则的块状或粒状，无色或深黄白色，透明或半透明。表面略平滑或凹凸不平，具细密纵棱，有玻璃样光泽。质硬而脆。

【性味】味酸、涩，性寒；有小毒。具刺激性，能腐蚀局部肌肉。

【归经】归肺、脾、肝、大肠经。

【功能】内服祛风消痰，止血止泻；外用解毒杀虫，燥湿止痒，催吐止泻。

【主治】内服用于久泻不止，便血，崩漏，癫痫发狂；外治用于湿疹，疥癣，聤耳流脓，虫蛇咬伤。

【炼丹中作用】白矾在炼制过程中可发生水解反应，因温度不同水解产物也不一样。温度较低时，生成氢氧化铝、硫酸钾、硫酸和水等；温度较高时，生成硫酸钾、三氧化二铝、三氧化硫和水。另外，在一定温度下还可生成氢氧化铝。由此可见炼丹过程中对温度的控制是非常关键的。另白矾烧炼失水后其吸附作用强，烤胎后能使熔融物牢固吸附在罐底，有助于结胎。

· 5. 雄黄

【别名】明雄黄、黄金石、石黄、黄石、熏黄、雄精、腰黄、天阳石、鸡冠石等。

【来源】为硫化物类矿物雄黄族雄黄的矿石，主含二硫化二砷（As_2S_2）。此矿石常分布于泥板岩或千页岩中，常与

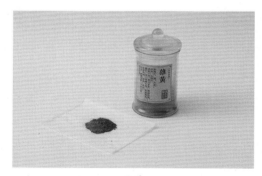

雄黄

灰锑矿、砒石、铅矿、银矿、金矿等共生。采挖后，除去杂质，或由低品位矿石浮选生产精矿粉。

【成分】主要成分为二硫化二砷（As_2S_2），含砷约75%、硫约24.9%，并含少量其他重金属盐。

【性状】为橘红色半透明的固体块状物，有玻璃样光泽，质脆，硬

度1.5。难溶于水，易溶于硝酸、氢氧化钾及氨液中。本品置空气中加热则发生青色火焰，生成二氧化硫和三氧化二砷（As₂O₃），与硝酸钾相混击之则爆炸，因此在混合时尽量不要将雄黄与火硝（硝酸钾）同时研磨。

【性味】味辛、苦，性温；有毒。

【归经】归肝、胃、大肠经。

【功能】解毒杀虫，燥湿祛痰，止痒，截疟。

【主治】内服用于惊痫昏迷，痰热，内闭神昏，虫积腹痛，伏暑泄泻及疟疾等病症；外治用于痈肿疔疮，蛇虫咬伤，疥癣恶疮。质不纯者常含有三氧化二砷，服用量多则会引起砷中毒。

【炼丹中作用】雄黄是砷的硫化物，一般不升华。所以在丹药中检测不到这个成分。在有氧化剂存在时，它被氧化成为三氧化二砷，而三氧化二砷是易升华物质，可在丹药中检测到。在炼丹实践中是否可将其用作"点化药"还需要进一步研究。

· 6. 硼砂

【别名】大朋砂、蓬砂、盆砂、鹏砂、月石、西月石等。

【来源】为硼酸盐类硼砂族矿物硼砂经精制而成的结晶。煅硼砂为硼砂加热后失去结晶水的再制品。

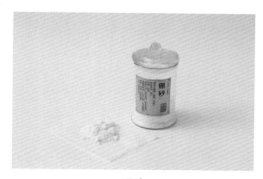

硼砂

【成分】主要含十水合四硼酸二钠（Na₂B₄O₇·10H₂O）；还含少量铅、铜、钙、铝、铁、镁、硅等杂质。

【性状】为无色半透明棱柱状结晶体，有玻璃样光泽，断口作贝壳样，性脆，硬度2~2.5，比重1.69~1.72，微具甜咸味。不溶于酒精，易溶于水，尤易溶于热水，水溶液呈弱碱性。本品露置于空气中就逐渐风化，如加热，则先熔解（熔点75℃），后即膨胀变成白色疏松的结块，即煅硼砂，煅硼砂为脱水四硼酸二钠。

【性味】味甘、咸，性凉。

【归经】归肺、胃经。

【功能】清热消痰，解毒防腐，消积块。

【主治】咽喉肿痛，口舌生疮，急性扁桃体炎，咽喉炎，口腔炎，噎膈反胃，癥瘕结块，齿龈炎，中耳炎，目赤肿痛，汗斑，皮肤创伤、溃疡痒疹等病症。本品性虽缓和，但如果大量服用，则亦能刺激胃肠黏膜，呈呕吐、腹泻等症状。

【炼丹中作用】从硼砂的性质来看，在炼丹过程中并无化学作用，实验中也未发现其化学作用。至于是否有物理作用，如帮助坐胎等，则需更深入研究。

· 7. 绿矾

【别名】青矾、皂矾、滥矾、水绿矾、皂荚矾等，煅者称绛矾、红矾。

【来源】为硫酸盐类矿物水绿矾的矿石或化学合成品。在矿物上名水绿矾，常产于氧化带以下富含黄铁矿半分解矿

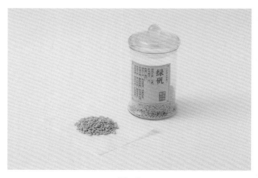

绿矾

石的裂隙中，并多与石膏及其他硫酸盐共生。采得后，除去杂质。宜密闭贮藏，防止变色或受潮。

【成分】主要为含水硫酸亚铁（$FeSO_4 \cdot 7H_2O$），因产地不同，常含或多或少的铜、铝、镁、锌等夹杂物。

【性状】为淡绿色棱柱状结晶体，半透明，有玻璃样光泽，无臭。易溶于水，不溶于酒精，在干燥空气中则渐风化，露置于潮湿处则起氧化反应而生成棕黄色锈衣，其水溶液遇鞣酸类会生沉淀而变色。

【性味】味酸，性凉；具有腐蚀性。

【归经】归肝、脾经。

【功能】燥湿化痰，消积杀虫，止血补血，解毒敛疮，蚀恶肉。

【主治】内服用于黄疸，疳积久痢，贫血，胃肠出血；外治用于湿疮疥癣，喉痹口疮，疱疹狐臭等。

【炼丹中作用】绿矾在炼制过程中可有复分解反应，生成的硝酸亚铁也容易分解，作用与白矾类似。

· 8. 胆矾

【别名】石胆、毕石、君石、黑石、铜勒、基石、立制石、石液、制石液、鸭嘴胆矾、翠胆矾、蓝矾等。

【来源】为硫酸盐类矿物胆矾的晶体，或为人工制成的含水硫酸铜结晶体。此矿石多

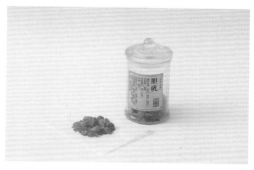

胆矾

由硫化铜矿受氧化分解而成，常产于干燥区域的氧化带中，现多为人工

制成。

【成分】为含结晶水的硫酸铜（$CuSO_4 \cdot 5H_2O$）。

【性状】通常是蓝色棱柱状结晶体，有玻璃样光泽，微透明，质重，性坚而脆，无臭。露置于空气中即起风化，微溶于酒精，易溶于水。加热至200℃时即释放出结晶水而成白色粉末。

【性味】味酸、辛，性寒；有毒。

【归经】归肝、胆经。

【功能】催吐，去腐，收敛，解毒，杀虫。

【主治】风痰壅塞，喉痹，癫痫，牙疳，口疮，烂弦风眼，痔疮，狐臭，阴疮，食物中毒等。内服量多能激惹胃肠黏膜而引起发炎。

【炼丹中作用】胆矾在炼制过程中可有复分解反应，生成的硝酸铜也容易分解，作用与白矾类似，可能起到了催化剂的作用。另在与水银、火硝混合时，胆矾可使水银更容易分散。

· 9. 食盐

【别名】盐、咸鹾、硝、礷。

【来源】为海水或盐井、盐池、盐泉中的盐水经煎晒而成的结晶。

【成分】主要成分为氯化钠（$NaCl$）。因来源、制法等的不同，夹杂物质的质与量都有所差异。普通常见的杂质，有氯化镁（$MgCl_2$）、硫酸镁（$MgSO_4$）、硫酸钠（Na_2SO_4）、硫酸钙（$CaSO_4$）及不溶物质等。

【性状】为白色或灰白色骰子形结晶体或结晶形粉末，质重，味咸。露置于湿空气中易潮解，能溶于水中呈中性反应，不溶于酒精，高热则散发黄色的气。

【性味】味咸，性寒。

【归经】归心、肾、肺、胃、大肠、小肠经。

【功能】涌吐，清火，凉血，利尿，解毒，止血。

【主治】食停上脘，心腹胀痛，胸中痰癖，二便不通，齿龈出血，喉痛，牙痛，目翳，疮疡，毒虫螫伤。

【炼丹中作用】食盐主要在炼制白降丹中使用，因为当处方中有盐时，则炼出之丹即为汞的氯化物。盐的用量很关键，张少甫曾言："盐要用足，轻则功缓，多则疼痛。"这可能是因为盐多则生成的氯化汞量多，用起来疼痛，因为氯化汞溶解度大，因此刺激性大；盐少则生成的氯化亚汞量多，由于溶解度小，则功效更缓和一些。

· 10. 石膏

【别名】细理石、寒水石、冰石、白虎等。

【来源】为单斜晶系软石膏的矿石，其多由硫化物分解后所生成的硫酸与含钙矿物作用而成，或由于硬石膏吸收水分而得。

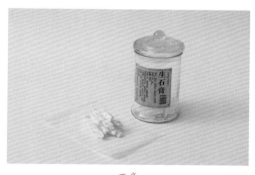

石膏

【成分】含水硫酸钙（$CaSO_4 \cdot 2H_2O$），煅者为脱水硫酸钙（$CaSO_4$）。

【性状】为白色菱板状或燕尾状的透明结晶块。有玻璃样光泽，性脆易于击碎，硬度 1.5~2，比重 2.2~2.4，微溶于水，易溶于盐酸及硝酸，加热至 120℃则失去结晶水变成白色不透明的结块或粉末，名煅石膏。

【性味】味甘、辛，性寒。

【归经】归肺、胃、三焦经。

【功能】解热镇静，消炎退火，除烦止渴。

【主治】各种热性病，头痛、发热、烦躁、口渴、痉挛、抽搐、谵语发狂，以及中暑自汗、肺热喘咳、口齿咽喉肿痛等。煅者有收敛、制泌之效，能治溃疡、湿疹、火伤、出血等病症。

【炼丹中作用】煅石膏调水后作为固济之用。另也将石膏作为稀释剂，与红升丹按比例配成的有五五丹、七三丹、八二丹（又名二宝丹）、九一丹等。

· 11. 石青

【别名】大青、扁青、碧青、白青等。

【来源】为单斜晶系蓝铜矿的矿石。为他种含铜矿物受碳酸水溶解变化而成的次生矿物。经久风化可变成孔雀石，并常与孔雀石、辉铜矿、黝铜矿、黄铜矿、自然铜等共生。产于铜矿脉的氧化带中。

【成分】为碱式碳酸铜〔$2CuCO_3 \cdot Cu(OH)_2$〕，含氧化铜（CuO）69.2%，二氧化碳（CO_2）25.6%，水（H_2O）5.2%。

【性状】柱状或厚板状晶体。

【性味】味甘，性大热。

【归经】归肝经。

【功能】杀菌，收敛，制泌，催吐。

【主治】痈肿疮疖，创伤骨折，眼疾等。善治一切风湿，筋骨作痛作肿，能解寒凉药毒，疮不收口，作寒作热等。亦能引导轻粉循行筋骨，以除周身寒湿，为诸药中之极热者，不可不用，但不可多用。

【炼丹中作用】石青没有参与炼丹的化学反应。

· 12. 白灵药

【别名】三打灵药、锅烈等。

【制作】水银、食盐、火硝、白矾、绿矾各 60g，朱砂 30g。除水银外，上药六味，研粉，放入铁锅内，上盖古瓷碗，用纸条封严，再以熟石膏粉水调封固，先文火烧 40 分钟，再以武火烧 3h，候冷，揭开，升于碗上者即为灵药。存于锅内的药底子即为锅烈。

【成分】硫化汞（HgS）。

【性味】味辛，性平。

【功能】祛湿，杀虫，活血，解毒，化痰，解郁。

【主治】下疳。

· 13. 银翠

【别名】银碎。

【制作】白银 30g 打碎，放锅内熔化，慢慢加入石青末，至发起为度，研粉即可。

【成分】含银的硫化砒（Ag·As$_2$S$_2$）。

【性味】味辛，性平。

【功能】内服能敛口生肌，外用于奇疮怪症。

【主治】对梅毒螺旋体有特殊的杀灭作用，主治梅毒。

· 14. 金丹

【别名】倭丹、锅丹。

【制作】黑铅 30g、樟丹 60g。先将黑铅放锅内，化成水，即用石青，徐徐捻下，随翻随捻，再加樟丹合炒，至成灰黑色粉末止。

【性味】味辛，性平。

【功能】坠痰，杀虫。

【主治】吐逆，反胃。

· 15. 麝香

【别名】原麝香、香脐子、寸草、麝脐香、臭子、遗香、脐香、心结香、当门子、生香、四味臭、元寸香、腊子等。

【来源】本品为鹿科动物林麝 *Moschus berezovskii* Flerov、马麝 *Moschus sifanicus* Przewalski 或原麝 *Moschus moschiferus* Linnaeus 成熟雄体香囊中的干燥分泌物。

【性味】味辛，性温。

【归经】归心、脾、肝经。

【功能】开窍醒神，活血通经，消肿止痛。

【主治】热病神昏，中风痰厥，气郁暴厥，中恶昏迷，经闭，癥瘕，难产死胎，心腹暴痛，痈肿瘰疬，咽喉肿痛，跌扑伤痛，痹痛麻木。

· 16. 蟾酥

【别名】蛤蟆酥、蛤蟆浆、癞蛤蟆酥、蟾蜍眉酥。

【来源】本品为蟾蜍科动物中华大蟾蜍 *Bufo gargarizans* Cantor 或黑眶蟾蜍 *B. melanostictus* Schneider 的干燥分泌物。

【性味】味辛，性温；有毒。

【归经】归心经。

【功能】解毒，止痛，开窍醒神。

【主治】痈疽疔疮，咽喉肿痛，慢性骨髓炎，小儿疳积，中暑神昏，腹痛吐泻，风虫牙痛等。

· 17. 壁虎

【别名】天龙、蝎虎、守宫、壁宫、地塘虫、爬壁虎等。

【来源】守宫科动物无疣壁虎 *Gekko subpalmatus* Gunther，以干燥全体入药。夏秋捕捉，摔死或开水烫死，晒干或焙干。

【性味】味咸，性寒；有小毒。

【归经】归肝经。

【功能】祛风，活络，散结。

【主治】中风瘫痪，风湿关节痛，骨髓炎，淋巴结结核，肿瘤等。

· 18. 熊胆

【别名】狗熊胆、黑瞎子胆、黑熊胆、猪熊胆、狗熊胆、登仓胆、狗驼子胆、罴胆、黄熊胆、貀罴胆、马熊、人熊。

【来源】熊科动物黑熊 *Selenarctos thibetanus* (G.Cuvier)、东北马熊 *Ursus arctos lasiotus* Gray 或棕熊 *Ursus arctos* L. 胆囊内的干燥胆汁。现多用人工养殖品或自然淘汰品替代。

【性味】味苦，性寒。

【归经】归肝、胆、脾、胃经。

【功能】清热解毒，明目，止痉。

【主治】内服用于小儿热盛惊风，癫痫，抽搐，黄疸；外治用于痈肿，痔疮，目赤云翳。

· 19. 牛黄

【别名】西黄、丑宝。

【来源】本品为牛科动物牛 *Bos taurus domesticus* Gmelin 干燥的胆结石。现多用人工养殖品或自然淘汰品替代。

【性味】味甘，性凉。

【归经】归心、肝经。

【功能】清心，豁痰，开窍，凉肝，息风，解毒。

【主治】热病神昏，中风痰迷，惊痫抽搐，癫痫发狂，咽喉肿痛，口舌生疮，痈肿疔疮。

二、炼制陈氏丹药所需器具

炼制陈氏丹药的器具有十余种，如丹炉（火炉、泥炉）、丹鼎（铁锅）、瓷碗、阳城罐、研磨器、火钳、扇子等，现根据制作不同丹药所需器具分述如下。

（一）炼制陈氏红升丹所需器具

· 1. 铁锅

以生铁铸成者为佳，熟铁锅容易烧坏，不宜作为炼丹之用。作为炼制红升丹的铁锅口径在40~50cm较为合适，左右须各有一耳，以便于提携。古代炼丹家也把锅称为鼎，因此古代炼丹家有"安炉立鼎"之说。

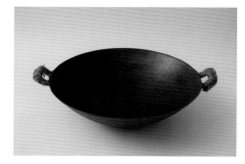

铁锅

· 2. 瓷碗

作为炼丹时使用的瓷碗，以质厚口平为佳，口径18cm左右，传统炼丹家对瓷碗的挑选极严格，必须选用细质体厚的青花大瓷碗或者白瓷碗，碗的内面需光滑无裂纹，碗口处平整而无缺损，最好多试用几个品种，因为瓷碗的质量好坏与否关系到丹药炼制的成败，若瓷碗在炼制过程中裂开，容易造成有毒药物的泄漏，引起中毒。

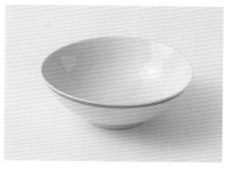

瓷碗

· 3. 泥炉

陈氏炼制丹药一般选用泥炉，其具有价格低、质重、不易开裂等特点。炉口直径和炉膛深度以25~30cm 为宜，并设置一开口，方便添加炭火，并设有活门调整火力，这样的火炉更容易掌握火候，炼丹家称之为丹炉或丹灶。古代

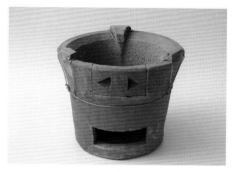

泥炉

炼丹家所用丹炉各式各样，如白眼炉、八卦炉、太极炉、神仙炉、风炉、气炉、混元炉、偃月炉、菊花炉、既济炉等。现在一般用铁、陶、泥质均可。

（二）炼制陈氏白降丹所需器具

· 1. 阳城罐

这是一种产于山西省阳城县的罐子，因此称为阳城罐。一般炼丹家

都喜欢使用阳城的丹罐，因其具有耐热力比其他地方产的好、不易烧裂等特点。丹罐一套共两个，雌雄各一，也有称甲罐、乙罐，甲罐口径须较乙罐微小些，以便于降药。

· 2. 炼丹炉

常选用口径 40cm 左右、高 40cm 左右的丹炉或陶盆，内部用黄泥、白灰、沙土填满，中间留一窟，大小以能安放阳城罐乙罐为准。

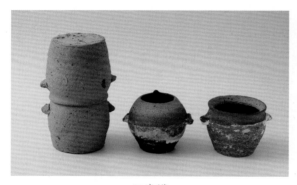
阳城罐

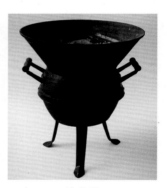
炼丹炉

· 3. 厚铁皮

剪成圆形如炼丹炉般大小。中间剪一圆孔，与阳城罐外围相等，亦可用河沙代替。

三、炼制陈氏丹药所需其他物料

· 1. 蒲扇

扇子 1~2 把，用于煽火，增加火力，要结实耐用。

· 2. 火钳

火钳 2~3 把，作拈炭之用。

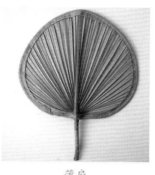

蒲扇

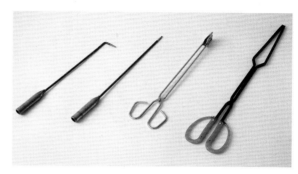

火钳

·3. 木炭

一次炼制丹药需要 5~10kg 木炭，作为燃料用。红升丹用泡木炭，可测火力大小；白降丹用坚木炭，最好青枫木烧成的炭，敲之锵然有声者为佳，以其耐燃，温度高，并可固定火力。

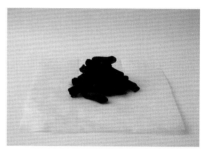

木炭

·4. 绵纸

用于封阳城罐接缝处，以及丹碗与铁锅之间的缝隙。

·5. 乳钵

玻璃乳钵或者瓷乳钵 2~3 套，研磨药料用。

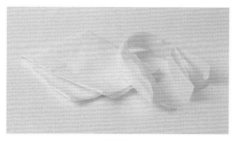

绵纸

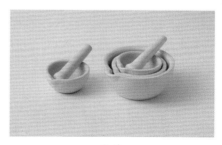

乳钵

·6. 电子秤

电子称 1~2 台，用于称取药料。

·7. 糨糊

普通糨糊 1~2 罐，用于封罐。

·8. 熟石膏

熟石膏（煅石膏）粉 1~3kg，作固济碗口缝隙或阳城罐之间缝隙之用，须密封保存，勿使其受潮失效。

·9. 黄泥

黄泥加盐和水搅拌均匀备用，作涂护丹罐接合处、填补裂缝用，陈氏丹药炼制一般选用熟石膏作为固济材料。

·10. 河沙

河沙约 5kg，作掩护丹碗或阳城罐用，要用筛细的净河沙，并须稍带湿润。

·11. 玻璃瓶

有色大小口玻璃瓶 3~5 只，作收贮丹药用。

四、陈氏丹药药物组成及配比

（一）陈氏红升丹药物组成及配比

·1. 陈氏红升丹药物组成

水银 33g、火硝 75g、白矾 25g、雄黄 2.4g、朱砂 3g、胆矾 6g、硼砂 7.5g。

· 2. 陈氏红升丹药物配比（见表 3-1-1）

表 3-1-1　陈氏红升丹与各医籍所载组方药物配比　　　单位：g

书名	组成								
	水银	火硝	白矾	皂矾	朱砂	雄黄	铅	胆矾	硼砂
《医宗说约》	30	120	30	—	15	15	—	—	—
《医宗金鉴》	30	120	30	18	15	15	—	—	—
《疡医大全》	30	120	60	18	15	15	—	—	—
《药物图考》	30	120	45	1.8	15	15	—	—	—
《外科真诠》	30	60	60	18	15	15	—	—	—
《疡科心得集》	60	60	60	30	30	30	—	—	—
《外科正宗》许楣增辑	60	60	60	60	—	—	30	—	—
《外科十三方》	30	120	45	—	15	15	—	—	—
陈氏红升丹	33	75	25	—	3	2.4	—	6	7.5

　　由此表可看出，陈氏红升丹方中是唯一含有胆矾和硼砂的组方，而雄黄的用量非常小，相同配比下，其他药料的用量也比较少，既可以减少药料成本，又可以减少有毒成分的含量。雄黄在其中主要起"点化药"的作用，相当于催化剂，但是其高温加热后会氧化成为三氧化二砷，即通常所说的砒霜，就增加了药物毒性。由此看来陈氏红升丹的药料组方更加安全。

（二）陈氏白降丹药物组成及配比

· 1. 陈氏白降丹药物组成

水银 21g、火硝 33g、白矾 30g、朱砂 6g、雄黄 2.1g、硼砂 7.5g、绿矾 30g、食盐 36g。

· 2. 陈氏白降丹药物配比

表 3-1-2　陈氏白降丹与各医籍所载组方药物配比　　单位：g

书名	组成										
	水银	火硝	白矾	朱砂	雄黄	硼砂	白砒	食盐	铅	青盐	绿矾
《医宗说约》	30	30	30	2.7	2.1	2.1	—	12	—	9	12
《医宗金鉴》	30	45	45	6	6	15	—	45	—	45	45
《疡医大全》	75	75	75	9	9	15	—	75	—	—	75
《外科真诠》	15	18	21	24	3	3	9	30	7.5	9	—
《外科正宗》许楣增辑	42	42	30	15	6	12	6	9	—	—	51
《药物图考》	75	15	15	6	6	15	—	45	—	—	—
《疡科心得集》	30	30	30	—	—	9	15	30	—	—	30
《改良外科图说》	30	30	30	1.8	—	—	—	9	—	9	12
《外科十三方考》	60	60	60	9	9	18	—	30	—	—	21
《外科大成》	60	60	60	—	—	—	—	15	18	—	60
《外科诊疗学》	30	45	45	6	6	15	—	45	—	—	45
陈氏白降丹方	21	33	30	6	2.1	7.5	—	36	—	—	30

从组方来看，陈氏白降丹方与《医宗金鉴》《疡医大全》《药物图考》《外科十三方考》等所记载的组方基本一致（见表3-1-2），但所用药物配比不尽相同。陈氏白降丹组方中不含白砒、铅，且雄黄成分配比较少，因此其生成的三氧化二砷可能最少，这可能是陈氏白降丹药物毒副作用较少的原因之一。

（三）陈氏中九丸药物组成及配比

由于陈氏中九丸药物组成及配比为白灵药、银翠各18g，石青、金丹各9g，麝香3g，蟾酥6g，熊胆、牛黄、天龙各20g，大枣1000g。

其中白灵药由水银、白矾、火硝、皂矾、食盐、朱砂组成，即用白降丹的处方以红升丹的炼法而制得；石青由白砒和硫黄炼制而得；银翠由白银加石青炼制而得；金丹由黑铅和黄丹炼制而得。其在丹药制作技艺相关章节有详细的炼制方法和操作步骤。

　　丹药的升、降性质，除与烧炼方法密切相关外，更取决于参与烧炼的原矿物药成分。不论红升或白降，其基本药物都是由水银、火硝、矾石所组成，二者均可加用雄黄、朱砂等矿物药，唯有无食盐或青盐的参与才是决定升丹、降丹的根本差异。根据化学反应的理论，火硝与矾石在丹药烧炼过程中起氧化剂作用，使烧炼后的水银变成红色或黄色的氧化汞，然而在有足量的食盐或青盐的参与时，其中的氯根取代了氧，使烧炼后的水银变成氯化汞，呈白色。前者为升丹，后者为降丹。换言之，在以水银、火硝、矾石三味矿物药为主要成分的前提下，凡原组方中有食盐或青盐者，则所炼制出的丹药即属降丹之例多。反之，则其所炼制的药物即属升丹范畴。这是识别外科丹药升、降性质的主要途径与方法。

一、陈氏红升丹制作技艺流程

（一）准备工作

　　（1）先将锅和碗洗净拭干，并备好熟石膏粉。

（2）准备硬质木炭 10 斤（为了调节火候，一般不用松质木炭或煤炭）。

（3）绵纸、糨糊、竹刀（或牛角刀）、竹片、盐泥等。

（4）药料：水银 33g、火硝 75g、硼砂 7.5g、雄黄 2.4g、朱砂 3g、白矾 25g、胆矾 6g。

（二）主要反应

红升丹的制法在《医宗金鉴》《疡科心得集》等外科书上都有记载，仅配伍方面稍有差异，方中硝酸钾比例较高，氧化作用强，生成的氧化汞（HgO）反应比较完全，获得率较高。

$$3Hg+6KNO_3+Al_2（SO_4）_3 \rightarrow 3K_2SO_4+Al_2O_3+3HgO+6NO_2 \uparrow$$

（三）炼制过程

（1）称取药料后，将水银和朱砂、雄黄研细，后将他药逐味加入研匀如黄泥状，一直研至以看不见水银星为度，全部倾入铁锅中，加入正高粱酒浸湿，在丹炉上烤干，25~30min。使药物变成固体，离炉放于风前吹一时许，丹面即成绿色，四面微黄，则炼胎已成。

（2）胎成后，可将瓷碗覆盖于锅中，先用绵纸加糨糊密封碗缘三五重，外用调好的熟石膏粉（需密封时临时调配），

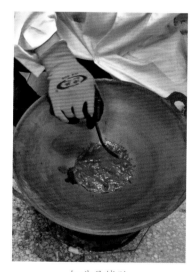

红升丹烤胎

逐渐填满锅与碗相隔处，阴干（时间须一昼夜，约 24h，如天冷还须延长）。

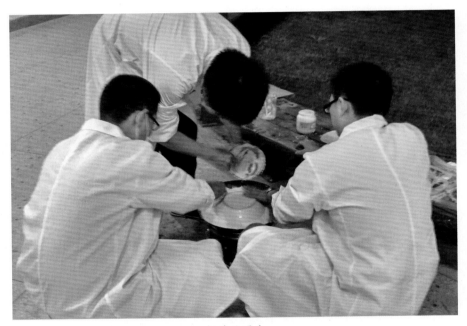

红升丹固济

（3）置于炉上，先加炭火（文火），碗底上可放置一小块棉花（或米粒），来测定器内温度，大约炼制 50min，先经武火 90min，棉花微黄即可，再予文火 30min 至呈现黑色。即去火冷却，停 1h 撬去石膏，掀开碗，碗中可见有如天上红霞映日并发黄光的紫黄色绒状粉末 24~25g，便是红升丹。

（4）用竹刀将它刮下，放在瓷碗内收存，用蜡封口置于水中两天，然后备用，或埋存土内去其燥性。如未急用即装于瓷瓶中，历时愈久愈好，能减少对机体组织的刺激性。

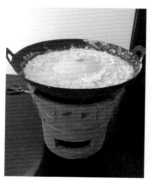
炼制红升丹

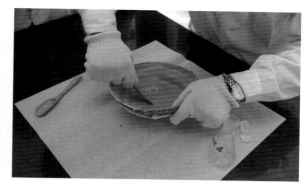
刮取红升丹

（四）炼制技巧

（1）火力掌握是关键。火力的大小是炼制丹药成败的关键，炼制红升丹需要由弱到强再减弱。烧炼按传统经验，根据米粒或棉花变化，盖碗底上的米呈焦黄色时，火力渐减至用文火，使余火慢慢烧尽，来准确掌握火候。文火到武火再到文火的过程，所用时间分别为：50min、90min、30min，这样所得的红升丹质量最上乘，即全过程为"文火—武火—文火"三个阶段。若在第二、三阶段持续用武火，则所得红升丹多于黄升丹。反之火力锐减，所得黄升丹产量可高于红升丹。倘若发现升丹呈紫酱色、灰色或黑色，属次品、废品，为火力掌握不当所致，古有"炼丹无巧，火力要到"的说法，实乃精辟。不管文火还是武火阶段，其火力必须均衡。如丹药正升之时，须用武火且不能间断，此时若火力断续或忽大忽小，正在升华的丹霜就会降下来再也升不上去，导致产出率减少（《中国药典》规定红粉的氧化汞含量不得低于99.0%）。袁劲松等研究发现：炼制升丹，用米粒作为参照对象，先文火加热50min，转武火烧炼约90min至米粒变焦黄色，再用文火约30min炼至米粒变焦黑色。离火，放冷后收丹。

当温度达 140℃时米粒开始变黄，178℃时变焦黄，190℃时米粒变焦黑，这样所得升丹色红，HgO 含量达 99.3%，质量上乘，符合《中国药典》规定红粉氧化汞含量不得低于 99.0 % 的规定。

（2）补救技巧。炼升丹时，红升丹常黏附于碗口周围，黄升丹常黏附于碗顶，如果发现黄升丹多，则可将带丹之碗，再密封烧炼 1 次。这样再次升华，所得升丹多呈片状，质优而纯。

（3）红升丹和黄升丹区别。红升丹和黄升丹是用相同的原料和工艺，在同一器皿中由升华法制得，温度高处所得升华物为红升丹，温度低处所得升华物为黄升丹，红升丹的化学构成已有结论，红升丹含99% 以上的红氧化汞，其溶解度小，因此它的杀菌、消毒作用较腐蚀作用强，而生肌、收口作用较黄升丹为大。黄升丹的化学构成较复杂，黄升丹中的硝酸盐成分比较多，其溶解度则比较大，而有比较大的腐蚀作用，因此，它的拔毒作用应较红升丹更好。

（五）注意事项

（1）在未封炉前即是烤胎，烤胎为炼药过程中最紧要的，一般需要丰富的经验，对火候的掌握见真功夫：①胎烤得要干燥（没有水分和气体）但不要焦枯。②初烤时要文火（微火），逐渐将火力加强至白烟尽时再将火力减弱。③火力如过猛时，容易升起绿烟，应急将丹药离炉，操作者切不可探头延颈下望（因绿烟有大毒），否则眼睛会受损害，或出现咽干、咽痛、头晕、恶心等。

（2）已封炉后，注意是否泄气，在炼药中如有石膏干燥破裂，裂缝处会冒起绿烟，俗称"败锅"，应急将已备好的盐泥封上，否则不但炼药不成，降低出药率，而且会导致操作者中毒。

（3）取药前及处理药时要戴口罩，以防汞蒸汽中毒。

二、陈氏白降丹制作技艺流程

（一）准备工作

（1）先将阳城罐洗净拭干，阳城罐若为新购的，必须先将白矾放于罐中在火上煮过一两次后才可炼制。否则会因新罐使出药率减低。旧法先用姜醋煮，并用大蒜外擦。同时磨好熟石膏粉备用。

（2）准备硬质木炭6斤，为了调节火候，一般不用松质木炭或煤炭。

（3）绵纸、糨糊、竹刀或牛角刀、竹片、盐泥等。

（4）药料：水银21g、火硝33g、白矾30g、朱砂6g、雄黄2.1g、硼砂7.5g、绿矾30g、食盐36g。

（二）主要反应

白降丹的制法在《医宗金鉴》《疡科心得集》等外科书上都有记载，仅配伍方面稍有差异，另方中硝酸钾比例较高，氧化作用强，生成的氯化汞（$HgCl_2$）反应比较完全，获得率较高。

$$Hg+2NaCl+2KNO_2+Al_2(SO_4)_3 \rightarrow Na_2SO_4+K_2SO_4+Al_2O_3+HgCl_2+SO_3 \uparrow + 2NO_2 \uparrow$$

（三）炼制过程

（1）称取药料将上述药品戥准，分别研细后，先将朱砂、雄黄、水银合研，后再陆续加入其他药（先入火硝、白矾、皂矾、硼砂，最后加入食盐），共研到看不见水银星，火硝切勿用机械粉碎，否则可能引起爆炸。

（2）此时药料呈泥样，全部倒入阳城罐（甲罐）内，置于炉火上，烤15~25min。这段时间药料会先溶成液体，再由液体变成固体，四周现微黄色，中央会起如盐屑的白色粉末，俗称"结胎"。接着离火冷却。

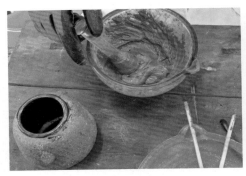
白降丹研磨

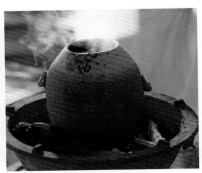
白降丹烤胎

（3）待已炼成的胎冷却后，将阳城罐（甲罐）倒放在阳城罐（乙罐）上，用绵纸刷糯糊在甲、乙两罐接口处严密粘封六七重，再用熟石膏粉调水作稀泥状涂约2cm厚、3cm宽，

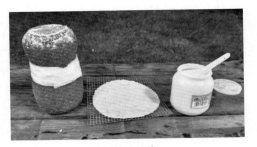
白降丹固济

待阴干后（约需2h）放于陶盆（炼丹炉）的洞窟里，周围用沙土堆固，套上铁皮或用细沙铺平，再放上铁制圆筒或者陶盆、耐火罐，以聚拢火力作用。

（4）将炭火装入筒中，逐渐加至半筒高，经过约60min炼制后，去火，冷却，再过1h揭开，在阳城罐（乙罐）布满着一层如雪花样的白色粉末，便是白降丹。扫下，重约30g，瓷瓶收贮待用，此丹储藏愈久愈好，可退火气，减少刺激致痛。

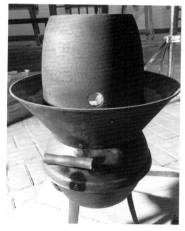

炼制白降丹

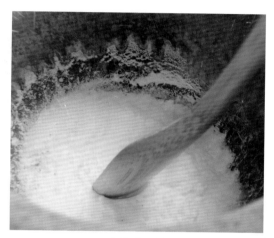

白降丹取药

（四）炼制技巧

（1）烤胎是重要环节。胎是否烤成是成败的关键。若不是完全彻底自然凝结，只是离火受冷暂时凝结，势必在阳城罐倒置时，其"胎"受热变软而掉落，功亏一篑。若凝结牢固，而未及时离火，则水银容易挥发，无法降出丹药，甚至有炼制之人中毒的危险。

（2）火候掌握是关键。火候方面，有用文火到底者，有用武火到底者，有用先文火后武火者，种种不一，运用之妙，在乎各人经验。专用文火者，其色必白如霜；专用武火者，色必微黄；文武火兼用者如藕丝样（最为上品），若如针状结晶者（未熟）则火力太差，用时必致剧痛，火力如太过，则色不白而黄，或黑者，俱不可用。有研究发现，温度低则氯化汞多，温度高则氯化亚汞多，这也是火候和丹药成分相关性的体现。

（3）把握盐的用量。有研究发现，盐多则丹药中氯化汞多；盐少则丹药中氯化亚汞多。已知氯化汞易溶于水，二价汞能使蛋白质变性、凝固，与细胞的原生质、细胞核作用，视程度不同可产生收敛、硬化甚至坏死等。氯化汞水解生成的盐酸，也是一种强刺激物。而氯化亚汞难溶于水，可缓慢释出汞离子，刺激性小。显然，如果提高白降丹中氯化亚汞的百分比，对机体的刺激性会变小，相反，提高氯化汞的含量，对机体的刺激性会变大，但杀菌作用也将增强。根据需要适当改变二者在组成中的百分比应是可取的。

（4）白降丹和轻粉的区别。白降丹主要成分是氯化汞，而轻粉是氯化亚汞，两者都呈白色粉末状，但是轻粉不易溶于水，而白降丹易溶于水。因此白降丹的提脓拔毒和蚀肉去腐的作用更强，毒性也更强。

（五）注意事项

（1）火硝（KNO_3，炸药原料）切勿用机械粉碎，否则可能引起爆炸。

（2）烤胎操作当药料初由固体变成液体时，若火力太大则有黄白色的烟成股升起，应马上将药罐离火，立即以竹签搅动，待其烟自熄后，用微火继续烤胎。

（3）熟石膏加水搅拌后容易干硬成团，需加水后快速搅拌并尽快封口。封口后阴干，如发现裂缝，需重新涂补，确保毫无缝隙，方可埋入盆内。

（4）在固封后，要特别注意有没有"泄气"。如发现有绿烟上升（有臭味），此时急去火，寻找泄气处，及时予以堵塞（用绵纸糊贴），如任其泄气，则不但出丹率降低，而且会使在旁炼制的人中毒。

（5）在揭开后，铲刮时，忌用金属品（因丹药能腐蚀金属品），最好用竹或骨制的小刀，并不可与皮肤接触，尤其是湿的手及表皮损伤处。

（6）炼制场地可选择光线充足、空气流通之处或者通风橱中，以便于对炼制过程的观察和气体的排放。

三、陈氏中九丸制作技艺流程

（一）制作白灵药

白灵药是用白降丹的处方以红升丹的炼法而得的丹药。处方为水银、白矾、火硝、皂矾、食盐各30g，朱砂9g。各药逐个加入，研细，以看不见水银星为度，然后放入锅内，以升法处理3次，每次炼制3h。

第一次：将药物放入锅中装置完善，以文火加热90min。文火阶段，锅底中心距炭面中心6cm（可用砖瓦支持升高），炭面用细炭粒铺盖，最下层以大炭粒垫底，并逐层将炭粒缩小。最上以细粒炭面不见火焰，不见灼红为宜。烧足90min。武火阶段，去掉细炭粒，锅底降低，锅中心距炭面3cm，火焰全部包围锅底，加热足90min后，离火稍冷，拆去装置，取下升起物。

第二次：将锅内第一次丹底除去，将第一次的升起物平铺于锅底，仍按升法装置完善。按第一次的文火办法加热90min后，拆除装置，取下所升物。

第三次：具体操作按第二次进行即成。

（二）制作石青

处方：白砒、硫黄各60g。

制法：将上两药研细末，放入罐内，罐口以铁板盖定，用铁丝缚紧、加热烧至无烟时，拆去缚盖物，明如镜黑如漆之丹底（熔融物）即为石青，将罐内丹底倾于铁（石）上冷却后，取下研细备用。铁（石）板上少许之升华物称为烟硫，不作中九丸配方之用，可以用于治疗疥癣诸疾。

（三）制作银翠

处方：白银（银块、首饰物均可）60g，石青120g。

制法：以铁瓢盛好白银，武火上加热半小时，缓缓加入石青粉末，待烧尽烟成团时得靛花状粉末，即至银松解为止，将松解之白银倾入研槽内，冷却后水飞研为细末，即得。晒干备用。

（四）制作金丹（倭丹）

处方：黑铅60g，黄丹120g。

制法：将黄丹（铅丹）先入耐火罐中，武火加热烧红后，于黄丹中心搅一凹窝，放入黑铅，再将丹周围掩盖、借铅气熏蒸，约半小时即可蒸透，烧至黑铅化尽不见黑珠为度，将锅离火待冷后用罗筛筛去残渣不用，如铅渣不尽，服后能引起腹痛，导致口吃。黄丹经冷却后变为红黄色，所得即金丹，用作配方。

（五）制作中九丸

处方：白灵药、银翠各18g，石青、金丹各9g，麝香3g，蟾酥6g，熊胆、牛黄各 20g，天龙 20g。用大枣 1000g，蒸熟去核，研烂如泥，然后同药末捣匀为丸，搓如梧桐子大小。枣肉水分过量者，则影响成丸，久置成霉易变坏，故必须文火烘去水分，然后配药。

　　用法：每次服丸 3 粒，每日早晚各服 1 次，以温开水送服。患在上部者，饭后 1h 服，患在下部者，饭前 1h 服。

一、制作陈氏丹药的环境条件

在炼制丹药的过程中，烤胎、炼制的时候都有可能产生毒性的水银蒸汽或其他有毒气体，污染空气，操作人员和周围的其他人员都可能会受到伤害。因此在炼制丹药时一定要在具有空气回收功能的"通风橱"

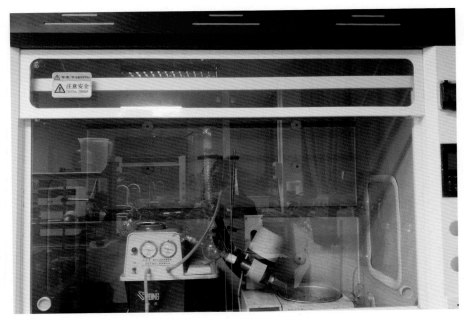

通风橱

下操作。如无"通风橱"设备，则可选择光线充足、空气流通的露天进行，操作者一定要位于上风口，并佩戴口罩或者防毒面具，这样才能有效防止与减少对人或环境的污染。

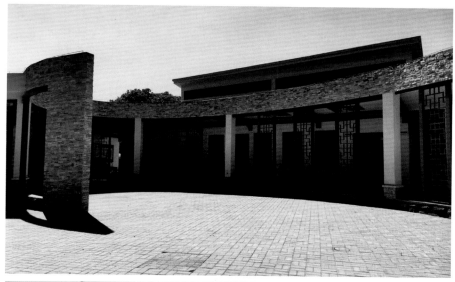

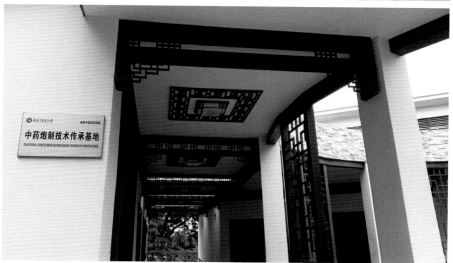

国家中医药管理局福建省中药炮制技术传承基地

二、制作陈氏丹药的物料和技术条件

炼制丹药的用具包括称量与炼制用具，如炼制白降丹的上罐因高温烧炼而容易开裂，一般只能用1~2次。炼制红升丹的瓷碗也容易开裂，河沙可重复利用，这些用具与辅材要"专具、专材、专用"三专管理。对于开裂的阳城罐和瓷碗要敲碎，封口后用的盐泥、石膏（烧后无黏性不能重复利用）及炼丹后用具的初洗水等都要深埋。

炼制丹药还存在诸多困难，如：①由于原料多为毒性矿物药如水银、雄黄、朱砂等，或易燃易爆管制品如火硝，较为冷背，监管严，生产厂家少，获取困难，难以配齐。②理想的丹药炼制器具不好寻，如收丹陶罐或瓷碗，因要求高，常需定制或精心手工打磨。③环保的监管和要求逐渐加强，也无法在现行医院制剂生产环境中进行。④老制剂品种因原料缺、生产少等原因再注册或转备案难，新的品种获批文更难，无法大批量生产。⑤制备过程有太多的细节和关键点要注意，稍不留神也无法成功收丹。

第四节 | 陈氏丹药的现状与发展建议

一、陈氏丹药的现状

虽然丹药有许多适应证，有一定的应用潜力待开发，但由于丹药存在一定的不良反应，加之炼制方法比较复杂，许多丹药的制作方法与经验已失传或濒临失传，而记载其方法的文献又较少，炼制的方法又各有师承，炼制技术多为一些老药工及少数医家所掌握，极大影响了丹药的研究和传承。据何振中研究员统计，2001年至2013年的12年之中，关于丹药临床应用，甘肃、陕西、黑龙江、辽宁、广西、吉林各只有2~3篇论文报道；安徽、新疆、青海、河北、浙江、云南、福建、江西各仅有1篇论文报道；贵州、宁夏、内蒙古已经没有论文报道。由此可见，从全国整体上来看，中医外丹临床运用已经呈现出萎缩的状况，在部分地区已经逐渐退出医疗领域。时至今日，大部分省市的中医甚至已经完全不再使用外丹，知晓者也寥寥无几。

概而言之，祖国宝贵的临床外丹在继承方面出现了后继乏人的情形。庆幸的是陈氏丹药制作技艺在濒临失传的情况下，得到福建中医药大学药学院及其附属单位国医堂和第三人民医院的大力支持，"陈氏丹药制作技艺"被列入福建省第六批非物质文化遗产代表性项目，该项技艺得以更好地保留和传承。

实践证实，丹药能加速坏死组织脱落，促进肉芽组织新生，现代医学也证明其有杀菌、腐蚀等作用，这是丹药能延续使用至今的原因。但实践中也证明了丹药具有一定毒性，患者吸收后具有一定的危险性，且丹药在炼制过程中又有污染环境的弊端。鉴于此，就有必要研究改进方法和作用机制，权衡药理作用与不良反应，精确把握丹药组方剂量，其次是寻找无毒或者低毒的替代品，因此，还需要加强相关方面研究。

二、陈氏丹药的发展建议

（一）做好传承工作

关于丹药的炼制技艺，我们需要将传统的特色制剂技术和工艺进行传承，有条件的还需进一步研究更科学的技术和工艺。

（二）做好创新发展

我们更应结合实际，进行创新和发展，用现代的方法技术和手段去做进一步的研究，阐释其作用机制，并做好去毒存性方面的研究。

（三）其他建议

中药特色的传承也需要相关中医药政策法规的大力支持，需要药品监管、供应保障、申报注册、临床应用等方面的突破。我们希望国家或中医药研究机构能够成立中药传统制剂技术研发中心，作为一个中药传统制剂科研、生产、培训学习和中医药文化宣传教育的基地，把老祖先留下来的宝贵资源充分地挖掘、传承、利用、发展起来，以传承促进创新，以创新带动传承，紧跟临床需求，让传统制剂的传承与创新成为有源之水、有本之木，源源不断，代代相传，生生不息。

徐洋给丹药提出几个建议，现摘录如下：①寻求新的丹药炼制原理。②革新旧炼制用设备。③于原料中加入保护皮肤成分。④革新去火毒之法，并探究其原理。⑤统一炼丹用方、炼制设备、炼制指标。⑥引入更多检查指标以保证安全用药。⑦颁布相关标准以限制未具备资格者应用丹剂。⑧引入程序升温技术，实现烧炼自动化。

【参考文献】

［1］孙启明.白降丹源流试考［J］.中成药研究，1982（8）：34.

［2］吕为霖，严保珍，贺兴武.几种升丹和降丹炼制过程的初步化学研究［J］.中国药学杂志，1964，10（8）：354-359.

［3］段绍德，高如东.浅谈炼丹术与丹药［J］.郑州牧业工程高等专科学校学报，1983（1）：23-29.

［4］陈鳌石.介绍"白降丹"的制法及其临床应用［J］.福建中医药，1958（8）：40-42.

［5］陈鳌石.红升丹的临床用法［J］.福建中医药，1985（2）：45，62.

［6］陈鳌石.祖传"炼丹术"的秘诀及其应用［J］.陕西中医，1981（1）：31-32.

［7］魏圣瑛，冯秀兰.硝、矾用量对升、降丹的影响［J］.基层中药杂志，1996（4）：27-28.

[8] 陈鳌石，陈伯仪．家传中久丸新的炼法与临床应用［J］．福建中医药，1991（2）：47-48.

[9] 张志国，皮晓华，左亚杰，等．传统制备白降丹的操作要点与注意事项［J］．时珍国医国药，2020（2）：334-336.

[10] 袁劲松，汤翠娥．红升丹质量、米粒变化、碗顶温度相互关系的实验研究［J］．湖南中医学院学报，1995（2）：57-59.

[11] 姚昶，许芝银．红升丹提毒祛腐机理的实验研究［J］．南京中医药大学学报（自然科学版），2001（4）：227-229.

[12] 程志立，柳惠武，宋歌，等．龟龄集传统制作技艺与炼丹术［J］．中华中医药杂志，2014（7）：2097-2100.

[13] 蔡志刚，周定扬，褚文樾．梅毒特效药"中九丸"的制法与应用［J］．江西中医药，1959（1）：31.

[14] 陈远彬，董精益．李学祥老中医炼丹经验谈［J］．中国中药杂志，1993（8）：483-484.

[15] 张觉人．丹药本草［M］．张居能，整理．北京：学苑出版社，2009.

[16] 黄永锋．外丹去毒法［J］．世界宗教文化，2009（1）：36-38.

[17] 江玉，和中浚．明清医家应用外科丹药概述［J］．时珍国医国药，2011（6）：1476-1477.

[18] 何振中，柳长华，王凤兰，等．外丹临床运用的现状与展望［J］．成都中医药大学学报，2014（1）：114-117.

[19] 刘忠恕．丹药的过去、现在和将来［J］．中国中西医结合外科杂志，1997（3）：214-215.

[20] 冷静.中药特色制剂技术的传承发展与思考 [J] .中药与临床，
2021（5）：75-78，88.

[21] 徐洋，张清波，笔雪艳.中药传统丹剂现状与创新探讨 [J] .黑龙
江医药，2022，35（5）：1066-1069.

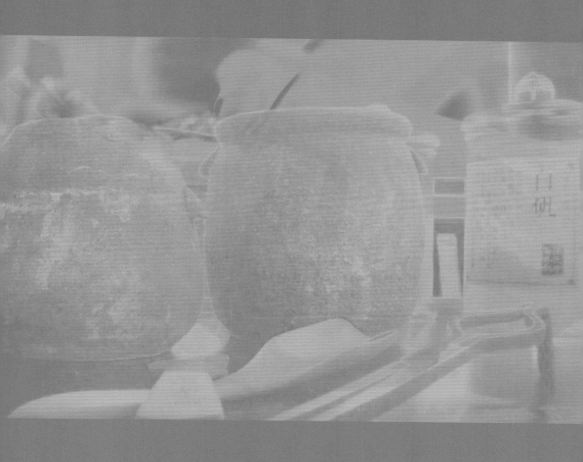

创 新 篇

下 篇

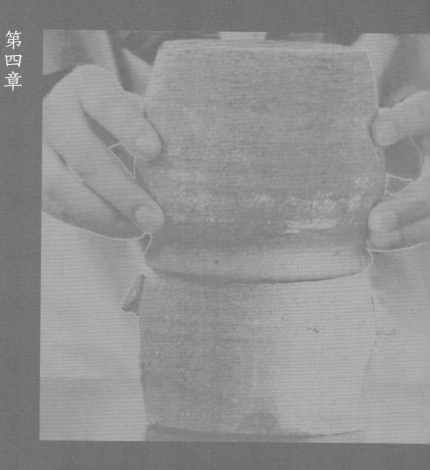

第四章

丹药的运用经验与创新

第一节 红升丹运用经验与创新

由于红升丹纯品刺激性较强，一般在使用时，可根据病情，酌情选用不同的配制品，陈氏红升丹的运用经验简单介绍如下。

一、配伍方案

（一）配伍石膏

红升丹配伍石膏：中医方书介绍，红升丹与石膏，按比例配成的有五五丹、七三丹、八二丹（又名二宝丹）、九一丹等。若创面红肿焮热、炎症未退的溃疡，则以生石膏水飞后配伍红升丹点敷，尤对夏末秋初暑热熏蒸而酿成的痈疽疗效显著。

生石膏，性寒，为阳明经清热之要药，胃主肌肉，而溃疡多为热盛肉腐所致。如局部皮色红肿、焮热、疼痛者，用以外敷，取其清热、解毒、消肿之功。若经煅后，则寒凉之性已去、转为温燥之品，故有生肌、敛口之功，助溃疡向愈之机，适用于溃疡脓腐将尽，渐次愈合者。

（二）配伍青黛（又名绿升丹）

红升丹配伍青黛：红升丹 6g，青黛 6g，研末。因升丹质重，青黛质轻，两者同用，可增加容积、避免剧痛，且青黛又能清火、拔毒、去腐，故为临床常用。

（三）配伍斑蝥（又名黑灵丹）

红升丹配伍斑蝥：红升丹 6g，斑蝥 8g，先将斑蝥用文火炒黑（大、小应分开炒），研细、和匀、备用。溃疡腐烂将脱，或久溃未敛者均可应用。

《神农本草经》载斑蝥"恶疮疽，蚀死肌"，《日华本草》云其"敷恶疮瘘烂"。因此配合升丹提脓去腐，多获良效。

（四）配伍马钱子（方名升马丹）

红升丹配伍马钱子：因升丹致剧痛，而马钱子能镇痛，配合得宜。马钱子的制法，以《外科十三方考》最详。《外科十三方考》载："先是童便浸四十九日，每三日须换小便一次，然后取出换用米泔水浸四日，末后再用清水浸三日，水当勤换。去皮、剜心、炒干、研末、和匀、备用。"或用马钱子，火烧去毛，油炸至黄脆，研末，即可。

（五）配伍乌梅（方名乌升丹）

红升丹配伍乌梅：因乌梅性酸收，功能平胬。制法：先将乌梅去核，在新瓦片上焙干、存性、研末，加入红升丹等量，和匀、备用。

（六）配伍龙骨、牡蛎（方名收湿丹）

红升丹配伍龙骨、牡蛎：煅龙牡各 5g，研极细末，加入红升丹 5g 和匀，用于溃疡面渗液过多，疮口不敛者。李时珍云："生肌敛疮。"《医宗三法》云治"阴囊汗痒，扑之"，以能收湿气也。

（七）配伍血竭、白矾（方名三色灵药）

红升丹配伍血竭、白矾：红升丹、血竭、白矾各等份，研细末，和匀。对溃疡余毒未尽，脓液浸淫、作痒者，用之功能拔毒止痒，去腐生肌。

（八）配伍银朱、鸡内金（方名金朱丹）

红升丹配伍银朱、鸡内金：红升丹 3g、银朱 3g、鸡内金 6g，各研细末，和匀，对顽疮、烂疡，肉已长平，而口不敛者，多能获效。

（九）配伍冰片、炉甘石（方名生肌散）

红升丹配伍冰片、炉甘石为生肌散。上药共研极细末，撒布于溃疡面，善于去瘀、排脓，亦能生肌、收口。《医学源流》说："外科治法，最重外治。"外治用药物，尤贵在辨证施治，方能得心应手，以期取效。

二、使用方式

（一）药粉

将红升丹研磨极细末后备用，由于纯品刺激性较强，一般在使用时，根据病情，选用不同比例的配制品，用棉签或者鹅毛蘸之均匀撒于疮疡面上，如瘀肉厚处，可撒布多一些。《疡医大全》载："红升丹有小毒，用骨签挑药，撒于疮口上，如痈疽面大者，用小罗筛挑药于内，以手轻弹之匀匀，俱要上到。"

（二）药捻（丹线或药线）

（1）绵纸药捻：取洁净雪白的绵纸或棉桑纸，裁成宽3cm、长20cm的条状，粘上米糊、搓成线香状，平铺于玻璃板上，候干，再将线的表面附上米糊，滚蘸丹药，阴干，贮于瓶中，备用。

（2）棉条：将洁净消毒棉花摊平，剪成宽3cm、长5cm的条形，用生理盐水淋湿挤干，卷搓如探针样，染上药粉即成，适用于浅部瘘管、窦道。

（三）丹钉

将丹药与糯米粉等量、调匀，用冷开水调和，搓成如火柴梗或小铁钉样，候干，备用。具体操作如下。

（1）探查窦道与瘘管实况，按外科操作常规，进行消毒，继以银线探针或绵纸捻子测知瘘管深度、行径（弯曲度）以及分支等情况。如复杂者，可予造影、X摄片，协助诊断。

（2）插入丹线，待掌握管道情况后，先插行径最长的瘘管，以镊子夹持丹线从疮口中插入，每次插入的丹线，宜以2条为限，并留出约0.5cm，放在疮口之外，加以折弯，放于疮口的侧方或下方，以胶布固定。

（3）继以棉花，淋湿、染上红升丹，塞住管口，使管口被腐蚀扩大，以便于脱管。外盖大号拔毒膏，纱布盖贴，胶布固定。

（4）丹线经插入管中24h后，再予换药，先将膏药、棉花取出，继予丹线末端轻摇几下，缓缓拔出，此时可见管壁粘着丹线剥离脱落。如脓腐未尽，改用五五丹线等，按前法操作，两日一换。

（5）在用药期间，如伴有剧痛，可用止痛药。如有发热，宜予四味解毒汤（金银花15g、甘草6g、菊花10g、绿豆15g）内服。

三、治疗病症

红升丹对疮疡初起、瘘管、收口等临床疗效显著。如溃疡脓腐较多，可予五五丹，若疮面逐渐好转，可改用七三丹、八二丹、九一丹，直至愈合。

（一）痈

局部焮肿，顶高色赤，胀痛难忍，以指按之指起即复者，为痈肿成脓可用本药，以药粉少许撒肿最高处，破溃出脓，立见痛减肿消。

（二）疽

局部不红不肿，不硬不疼，唯有一二疮口败肉丛生，脓汁臭秽，用本药撒疮中后，一二日瘀肉尽脱，脓汁减少，外缘随现白色如新肌样。

（三）疖疮

初起如粟粒状，疮底微现红色，疼痛，无论其是否成脓，俱可应用本药撒在疮上，疮顶微破即消。

（四）溃疡

肿疡或痈肿溃破后，或因局部被物件割伤或触破不及时治疗，形成溃疡，皮色暗黑，脓汁浸淫，瘀肉增生，臭秽不堪者，可用本药，善能去腐生肌。

（五）瘘管

不论久年或痈疡脓肿溃破后还是不能愈合形成的瘘管，敷上本药后，可使瘀肉（坏死组织）脱落，使管底及周围现粉红色，呈肉芽增生样。陈鳌石主任用丹药治疗瘘管，历经30余年，颇有一些经验，自1984年10月至1985年10月，以自制陈氏红升丹线治疗各种难治性慢性窦道、瘘管48例，经临床验证，痊愈28例，好转9例，无效11例，总有效率达77.1%。

（六）痔疮

腐蚀痔核，使其脱落，并有止血作用。

四、开拓创新

红升丹具有提脓拔毒、化腐生肌作用，用于治疗疮疖、痈疽、疔、瘘及骨髓炎等并沿用至今。现代研究表明，丹药对人体组织有缓和的腐蚀作用，可使病变组织与药物接触的蛋白质凝固坏死，逐渐与健康组织分离而脱离，并有刺激肉芽生长的作用。创面使用红升丹后，能促进局部的气血通畅，增强其防御能力，使创口脓液渗出增多，载邪外出，从而达到促进创面生长的目的。此法，一是提脓去腐拔毒，增加局部脓液的渗出；二是渗出的脓液有助于创面肉芽、皮肤的生长，去腐生肌。

· 1. 治疗糖尿病足

丹药在中国已有 2000 多年的历史。它是我国劳动人民在长期与疾病作斗争中，以及在治炼技术的基础上发展起来的。而红升丹用于糖尿病足溃疡是安全的，因糖尿病人本身存在着血运障碍，特别是用在坏死肌腱组织上，其吸收入血的量极微，但却有良好的抑菌作用。马静等在实践中还发现，使用红升丹需配合生肌玉红膏使用，才能发挥好去腐生肌作用。现代研究表明，使用生肌玉红膏治疗后前列腺素 12（PGF12）升高，血栓素 A2（TXA2）水平降低，使肉芽组织中血管扩张，血液循环加速，组织供氧增加，有利于创面修复愈合及致损因子的清除，此可能为生肌玉红膏去腐生肌的治疗机制之一。二者合用不仅能增强对坏死组织的溶解作用即化腐作用，而且具有抑菌并刺激肉芽生长，给组织愈合提供了相对适宜的生长环境。因此我们应正确评价和使用丹药，在提高其疗效的同时，降低其不良反应，使之成为攻克糖尿病足这一顽症的有力武器。

· 2. 治疗褥疮

褥疮又名压疮，系身体局部组织长期受压，使血液循环发生障碍，导致持续缺氧、缺血、营养不良而致发生水疱、溃疡或坏疽、组织溃烂坏死的病症。褥疮由多种细菌混合感染所致，西医多采用清创消毒、使用抗生素和红外线灯照射等方法进行治疗，其目的主要是抑制细菌的生长，但是因创面愈合慢而疗程较长。采用丹药治疗不仅能灭菌还可以清理创面的坏死组织，治疗脓性分泌物较多的坏死创面，特别是治疗较大较深的褥疮效果较好。

·3. 治疗顽痹

有学者董国良在外科临证中发现，红升、白降二丹拔脓毒之烈性穿透肌肤，其侵彻力足可劫提顽痹之根源，贴治类风湿性关节炎有如桴鼓之效，白降丹消肿、去腐之力专，红升丹提脓、拔毒之功殊，二者相互补足使药力直抵筋骨，具有强烈的透皮拔毒功能，足以刺破表皮屏障，逼出关节腔内毒液，使病灶得到较好清除，故能在短暂的疗程中获得治愈效果。其曾治疗一类风湿性关节炎患者，症见面白浮肿，双足距舟关节与跖趾关节高隆变形，红肿焮热，跳痛甚激，不可触近，手腕、指、趾关节牵引挛痛，早晨起床有僵直感，舌苔薄白，脉弦紧而缓，临床诊断为风寒湿痹。予双足距跟舟关节、跖趾关节红肿处，膏药贴盖，2天换药1次。4天后贴药处各起一水疱如烫伤样，水疱随膏药揭开而破裂，溃面渗出淡黄色水液，改用红升丹膏药贴盖，每日换药1次。随着渗出液逐日减少，肿痛也日渐消退，最后用五五丹或九一丹收敛（丹过敏者可用八宝生肌散）。不出2周局部肿痛全消，溃面干涸结痂而愈。善后予以蚁蝎蠲痹丸（个人经验方）服用3个月，不仅贴药部位不再肿痛，其他关节亦无不适。随访，迄今3年未复发。本疗法为治疗类风湿性关节炎提供了一个参考路径。因该疗法仅是个案报道，有待今后进一步验证再和大家来共同探索。

·4. 治疗带状疱疹

向丽萍等运用红升丹治疗带状疱疹，将局部水疱夹破后予红升丹点涂，糜烂处亦予红升丹外涂，每日1次。皮疹多者分批治疗，皮损干涸结痂者则停止使用，痂皮自行脱落。观察结果发现，点涂红升丹皮损1次即可干涸结痂，且疼痛明显减轻，缩短了疼痛时间及病程（$P < 0.05$），减少了后遗神经痛的发生（$P < 0.01$），疗效优于对照组（$P < 0.05$）。

· 5. 治疗尖锐湿疣

朱闽等对疣体消毒后以红升丹点涂于创面，并对其血汞及尿汞含量、肝肾功能进行严格的监测，结果显示，红升丹组30例中，所有患者在1~3周内疣体均已脱落，创面愈合，治疗结束后6个月的随访中无复发病例，血汞及尿汞含量、肝肾功能均在正常值范围内，可见红升丹治疗尖锐湿疣有较好的疗效。

· 6. 治疗粉刺性乳痈

彭锦芳等用自制金黄膏、拔毒生肌膏、九一丹外敷治疗粉刺性乳痈。治疗组用自制金黄膏、拔毒生肌膏、九一丹外敷。具体方法：用生理盐水棉球清洗创面，75％乙醇棉球消毒创面周围后，外敷金黄膏（由黄柏75g、大黄75g、姜黄75g、白芷75g、天花粉150g、苍术30g、川厚朴30g、胆南星30g、陈皮30g组成），根据情况每1~2日换药1次，至全部坏死组织脱落，露出新鲜红活肉芽创面后，改用拔毒生肌膏（由桑枝60g、大黄60g、地榆60g、白芷100g、川椒8g等药拌猪油2500g，文火煎好滤渣，加入轻粉4.6g、月石8g、白蜡末15g浸入纱布晾干而成）外敷，掺上九一丹（9份熟石膏，1份红升丹配制而成）填塞创面，每2日换药1次。有窦道或窦道较深者，先用探针试探窦道的深度及方向后，用注射器抽吸生理盐水反复冲洗至干净，将九一丹药条插入窦道，以距离底部0.5cm为宜，用纱布覆盖创面，每天换药1次，或根据情况随湿随换，每次换药前用生理盐水彻底清洗去除脓性分泌物。10 日为 1 个疗程，治疗 6 个疗程后进行疗效观察。对照组创面常规消毒后，用 0.2% 雷佛奴尔外敷，用消毒纱布包扎固定，每 2 日换药 1 次，或根据情况随湿随换，每次换药前用生理盐水彻底清洗去除脓性分泌物。10 日为 1 个疗程，治疗 6 个疗程后进行疗效观察。治疗组治愈 15 例、好转 10 例、未愈 2 例，有效率 92.6%；对照组治愈、好转、未愈分别为 8、5、10 例，其有效率为 56.5%；两组有效率比较差异有统计学意义（$P < 0.05$）。治疗组患者采取中医外治法，均在门诊治疗，具有换药方便、减少复发、治疗彻底的特点，不仅减轻患者经济负担，而且能更好地保持乳房外形。程亦勤等对九一丹外用治疗粉刺性乳痈 30 例进行安全性评价，评为 2 级，即九一丹外用治疗粉刺性乳痈是比较安全的，个别患者可能出现一过性的实验室指标异常，但无需任何处理，可继续给药。

一、配伍方案

（一）白降丹粉末

将白降丹研成极细粉末，贮瓶备用。适应证为痈疽、发背、疔疮等诸外科疾患。用法：将粉末少许均匀地撒于黑膏药之上，贴患处，但不可延及健康皮肤，以免造成溃烂。

（二）白降丹药膏

白降丹粉末 33g、麻油 330g、京丹 200g，先将麻油同京丹按一般熬膏药方法制成膏药后，趁热投入白降丹粉末即成，用时以小火熔化摊贴。

二、使用方式

（一）粉剂

对于久不愈合的顽固性溃疡，肉色紫暗，边缘高起，脓水淋漓，臭腐重叠，胬肉突出的，可以用棉签蘸药末少许，撒于患部。外盖膏药，迅即腐脱胬平，效佳且捷。

（二）粒珠

白降丹及糯米各等份，用冷开水调成糊状，搓成米粒大，阴干即成。主治瘰疬（结核型、硬结型），取粒珠一小粒，放于膏药中心，贴于患处，每 3 日一换，3~4 次，病核即被腐蚀脱落（俗称拔核法），继用生肌散和玉红膏，加速疮口愈合。

（三）药线

制法同升丹线，但效力比升丹强。以药条为中心向四周可腐蚀 0.5cm 左右范围，一般使用药条长度为 2~3cm，使用过多，会引起不良反应，特别对靠近重要血管的部位，宜少量多次应用，不宜一次用量过大。插入白降药后病灶红肿疼痛，可持续 6h 左右，红肿可在第 4 天消退，一般不需要处理，也可服些消肿止痛中药或者西药。

（四）锭剂

白降丹、冰片各 0.6g，红升丹、黄三仙丹、雄黄、硫黄各 0.9g，甘草粉 15g，共研细末，另加生糯米粉 15g，红汞少许着色，用适量冷开水调成糊状，蒸熟搓成条，阴干即成。用时插入内痔核中心部，可使痔核腐蚀脱落，外敷消炎生肌膏，促使疮面愈合。

（五）丹水（白降丹液）

利用白降丹易溶于水的特点，将白降丹按一定比例与水调匀，形成丹水（白降丹液），即可达到施药均匀，又便于局部用药的目的，一般配成浓度 0.1%~0.5%，根据伤口或溃烂程度选择。换药时将 0.5% 白降丹液纱条置于病灶内，外盖油纱布，使白降丹液不致外溢，以保证药液在病灶内有足够的作用时间，从而杀灭各种致病菌，溶解破坏病灶内变性坏死组织，包括窦道内管壁组织。病灶内脓腐已脱时，换用 0.1% 白降丹液纱条仍有一定的杀菌作用，由于低浓度白降丹液对疮面的刺激，产生的一些分泌物对疮面有营养作用，加上油纱布的保护作用，可促进疮面早日愈合。

成人外用升、降丹制剂 1 周，如果每日外用九一丹、五五丹、白降丹的剂量分别不超过 1.00g、0.20g、0.07g，对人体无明显的毒副作用。

三、治疗病症

（一）瘰疬

不论是结核型（核只一个，推之则动）、硬结型（多核丛生，推之不移）、溃疡或瘘管型（病破溃后尚有核未脱，或已成瘘管），可将白降丹制成粒珠状，放于膏药中央，贴于患处（病核的中心部），并以纱布加覆之，2~3 天 1 换，7~10 日（即 3~4 次）即可将病核拔出，然后改用其他生肌药膏，数次即愈。

（二）瘘管

不论是在人身体任何部位，如耳前瘘、疬漏、骨疽瘘、指骨瘘、乳瘘、肛门直肠瘘等，只要是瘘壁深厚、瘀肉重叠、分泌物多、病史较长的，可用白降丹制成药线（先将绵纸割成长条形，涂上糯米糊搓成条状后再涂糯米糊并粘上丹药）插入管中，外盖膏药，加覆纱布，用胶布固定，隔日1换，可使管内坏死组织随之拔出，如脓瘀稍尽，可改换生肌药线插入，至全部愈合为止。

（三）溃疡

溃疡久不愈合，浸淫腐烂，肉色暗紫，边缘高起，脓瘀淋漓（多系干酪样物质或豆浆脓，严重者如黑色沟水），瘀肉重叠，或胬肉突出，可以用棉花蘸本药粉轻轻撒布于疮口上，外盖膏药或三仙软膏，2日一换，数日之内，即见瘀肉剥离，脓汁减少，可改用生肌药膏敷贴。

（四）湿痹或麻木型麻风

先局部消毒，用针刺麻木区数十下，用白降丹均匀撒上，外贴化腐膏，3日后痹肉则腐溃脱落，到有痛感时，改用生肌药膏敷贴，可以痊愈。

（五）痔疮

白降丹 0.9g、红升丹 0.6g、黄三仙丹 0.9g、雄黄 0.9g、制硫黄 0.9g、冰片 0.6g、甘草粉 15g，研细末后加入生糯米粉 15g，红汞水少许（着色），用适量冷开水调成糊状，蒸熟搓成条，阴干，插入内痔核中心部，可使痔核腐蚀崩溃，而逐渐脱落，后敷消炎止痛生肌膏，创面可迅速愈合。

（六）结核（流痰）

白降丹治疗结核效果明确，不良反应小，可减轻患者经济负担，用白降丹治疗淋巴结结核，不用住院，其治疗费用只是住院的十分之一。白降丹治愈后，很少复发，遗留下的瘢痕小。

四、开拓创新

因白降丹腐蚀作用特强，临床运用时多有局部剧烈疼痛或发热等反应，故时常与其他去腐拔毒药配成不同比例应用，以减少不良反应发生。

（一）使用方法创新

· 1. 水稀释法

因白降丹主要成分为氯化汞和氯化亚汞，其中氯化汞具有溶于水的特性，可以将白降丹溶于水（可选用灭菌注射用水）中形成稀释液，灌装到喷洒壶中，直接喷洒到创面上，或者用纱布浸泡后使用，既达到作用于创面的目的，又能保证药物均匀接触创面，能减少不良反应的发生。

· 2. 生理盐水法

按临床需要配成适当比例的溶液，既无疼痛等不良反应，又不影响其去腐拔毒的作用。白降丹的主要成分为氯化汞和氯化亚汞，氯化汞可溶于水，而且在生理盐水中能增加溶解度。经实验证明，白降丹溶液对多种细菌有杀灭作用，对人体细胞也有同样的杀伤作用，临床可用于治疗多种外科感染性疾病。换药时将白降丹液纱条置于病灶内，外盖油纱布使白降丹液不致外溢，以保证药液在病灶内有足够的作用时间，从而杀灭各种致病菌，溶解破坏病灶内变性坏死组织，包括窦道内管壁组织。病灶内脓腐已脱时，使用白降丹液纱条仍有一定的杀菌作用，由于低浓度白降丹液对疮面的刺激，产生的一些分泌物对疮面有营养作用，中医称之为"煨脓"，加上油纱布的保护作用，可促进创面早日愈合。可根据病情和发展阶段，选用不同浓度的白降丹液。腐肉未脱时，选用高浓度的白降丹液腐蚀之；腐肉已脱时，选用低浓度白降丹液去腐生肌。另外，对汞过敏的患者应禁用本药。

· 3. 划点疗法

划点疗法又称移疮法、移毒法或循经移疮泄毒法，是中医外治法的一种，主要是利用脏腑、经络、皮部相通的原理，在体表选择有助于排出体内毒邪的安全部位，使用特殊的药物，将原始病灶的毒邪转移至特定的相对安全的部位经由体表溃烂排出，从而达到减轻乃至治疗原发疾病的目的。如用白降丹极少许点于适宜的穴位，外贴黑膏药，24h 后取下，皮肤起水疱即可。主要用于坐骨神经痛、肩周炎、偏头痛、恶性肿瘤等。

（二）治疗疾病拓展

· 1. 治疗内科疾病

方郁文等将白降丹制成粉末、膏药和锭剂等 3 种剂型，治疗咳嗽、哮喘、痹病、牙痛、扭痛，以及坐骨神经痛等症，均取得了比较好的效果。不仅治疗疮疡疔毒等外科疾病，而且还可以治疗多种内科疑难疾病，如各脏腑肿瘤、心脏病、胃病、癫痫、早期白内障、阳痿等。

· 2. 治疗偏头痛

孔繁荣等运用白降丹割涂疗法治疗偏头痛 107 例，根据额颞部疼痛选用悬厘穴，后枕部疼痛选用玉枕穴或脑空穴。患者侧卧，用酒精棉球消毒所选穴位，用手术刀片在穴位处做长约 1cm 划割，以割破表皮有轻微渗血为度，取少许白降丹用细竹签涂抹于划割处，患者有轻微刺痛。划割处无需包扎，2~3 日内划割处勿触水。治疗一般只需 1 次，少数患者可间隔 1 个月再次治疗。结果显示，随访 98 例，痊愈 47 人，显效 31 人，有效 16 人，无效 4 人，总有效率 95.9%。其通过近几年的临床实践，总结出一套行之有效的治疗方法。经过白降丹割涂治疗，无先兆症状的患者头痛症状得以解除，但对于有先兆症状的患者头痛症状解除，先兆症状却无解除。颅外血管扩张引起头痛的头痛患者，经观察头痛多由颞浅动脉及枕动脉引起，疼痛多为跳痛、刺痛，此为经脉不通之象，不通则痛，运用白降丹穴位割涂以疏通经络，化瘀行气，则头痛症状得以解除。先兆症状主要由颅内动脉痉挛引起，外治法难以达到病处，常可配合缓急止痛之芍药甘草汤，疏肝行气之四逆散治疗。

· 3. 治疗海绵状血管瘤

程细平用白降丹治疗海绵状血管瘤，血管瘤多呈半圆形或扁平隆起，边缘清，质地柔软如海绵状，表面为红蓝、紫红色，皮色正常，压之瘤体可暂时缩小及褪色，若擦破出血，感染后可形成溃疡。血管瘤以四肢、躯干、颜面部尤为多见，尤其是儿童发病率高，反复难愈。白降丹粉外用，具有消散腐蚀血管的功效。

· 4. 治疗恶性肿瘤

严浩翔治疗一例吞咽困难疑为食管癌的患者，治疗方法：用山甲片角沿膀胱经划痕，在至阳穴吸负压罐，在足三里、阳陵泉穴上植入丹药。3 日后腿上两穴均红肿流脓，吞咽困难随之消失，次年 8 月随访，身体健康，诸症未复发。

· 5. 治疗骨与关节感染

夏文沙运用夏氏丹药（白降丹）辅助治疗骨与关节感染，发现夏氏丹药辅助治疗骨与关节感染可有效减轻疼痛、红肿、跛行及功能障碍等多种症状，能达到更好的治疗效果。

· 6. 治疗神经性皮炎

潘玉英用白降丹点划疗法治疗神经性皮炎患者，具体方法：将刮脸刀片的一面插入一小竹片的缝内，然后用胶布固定好即可使用。用带竹片的小刀在患部皮肤进行划点，皮损面积大的，划点 3~5cm；皮损范围小的，一般划点 2~3cm。划点时用小刀轻轻在皮肤表面划一小口，以其渗血为度，然后将白降丹药粉敷于划点部位。嘱患者两天内划点局部不得沾水。治疗多例患者，疗效满意。

第三节 中九丸运用经验与创新

一、使用经验

中九丸可用于治疗痰核、瘰疬、阴疽、流痰、梅毒、恶性肿瘤等，对于一切阳证则不适宜使用。因此方由炉火炼成的金石丹药性质比较燥烈，有极个别病人服食之后，有牙眼肿痛、咽喉干燥、小腹微痛、头昏及大便燥结等不良反应，可用下面药物解之。①牙眼肿痛：可用生地黄9g，牡丹皮6g，水牛角30g（先煎），薄荷3g，地骨皮、鲜石斛各15g，射干12g，水煎服。②小腹作痛：用金铃子、延胡索、炒栀子各9g，川黄连3g（吴茱萸水炒），青木香、金银花各15g，水煎服。③头痛：用石决明20g（先煎），夏枯草15g，刺蒺藜10g，粉丹皮、墨旱莲、牛膝各9g，甘草3g，水煎服。④便秘：蜂蜜、麻油各30g，开水冲服。⑤发热：用生石膏、芦根各30g，焦栀子6g，麦冬、黄芩各9g，水煎服。

亦可与他方配合应用，如需清热化痰、消结软坚，则辅以消核溃坚汤；如需清热利水、渗湿解毒，则辅以龙胆泻肝汤；如需清热解毒，则辅以三黄解毒汤。

二、治疗病症

用于治疗痰核、瘰疬、阴疽、流痰、梅毒、恶性肿瘤等属阴证者。

三、开拓创新

（一）治疗疾病拓展

湖北罗田县除害灭病工作队在 1975~1976 年用中九丸治疗梅毒，统计资料表明：①一些年龄大、病史长，并接受过中西药治疗不愈的现症梅毒患者改服中九丸治疗后，从临床症状的好转和血检结果情况来看，疗效可达 98% 以上，且只需 1 个疗程即可痊愈。②一些青霉素油剂疗效不显著的病例改用中九丸治疗 1 个疗程后，症状大为好转，甚至消失，血检转阴率高。另据报道，兰州市陈氏西北中医药研究所陈克军等人，应用蛇六谷为主药，配以中九丸、解毒汤和其他抗癌中药治疗百余例经医院确诊且经化疗、放疗、手术治疗无效的各种类型中、晚期癌症，如肝癌、肾癌、肺癌、胃癌、胰腺癌、鼻咽癌、脑瘤、喉癌、乳腺癌、子宫癌、结肠癌、骨癌等，均有一定疗效。

（二）创制类似新药

由于中九丸炼制过程复杂，一些制剂成分有毒，陈鳌石在临床使用过程中寻找其他低毒或者无毒的药物来替代，并结合家传的秘方，曾研制出福建中医药大学国医堂院内制剂"消镇丸（又名消镇康胶囊）"运用于临床，具有散结消肿、解毒定痛、祛风止痉等作用，主要用于治疗各类良性和恶性肿瘤、肿痛、痉证等，特别是治疗脑瘤、恶性淋巴瘤、卵巢囊肿、子宫肌瘤、宫颈癌、胃癌、肠癌等的疗效突出，亦可用于癌性疼痛等，后陈师弟子临床上多以该方为基础方辨证治疗各种良性和恶性肿瘤，具体病案参见《闽地儒医陈鳌石诊治肿瘤经验集》。

第四节 丹药运用注意事项及中毒救治

一、丹药运用注意事项

（一）严格掌握适应证

氯化汞溶液有腐蚀性，吸收后可引起汞中毒，在完整皮肤可通过皮脂腺吸收，若皮肤缺损则吸收加速。汞过敏者还可引起皮炎等过敏症状，故应严格选择，避免滥用。

（1）对创面面积较大的急、慢性化脓性感染，如头疽、乳痈、下肢大面积的溃疡等，应尽量少用。

（2）对一些顽固性的瘘管、窦道、骨结核、淋巴结结核、慢性骨髓炎等因其创面小、用药量较少故可考虑使用。

（3）因白降丹的毒性较红升丹为大，故白降丹主要用于对红升丹无效的顽固性的瘘管、窦道、骨结核、淋巴结结核等。有肾脏疾病或肾衰的患者均应禁用。

（二）严格控制用药剂量

每次所外用的九一丹、五五丹、白降丹的剂量应分别不超过 1.00g、0.20g、0.07g，可能才是比较安全的。由于其用量较小难以掌握，故常加入赋形剂，如煅石膏，或用米糊做条使用。

（三）清除残余药物

每次清创换药时，要取出旧药捻，清洗残余的丹药，再换用新药。

（四）缩短用药时间

外用红升丹、白降丹制剂以"腐去即止"为原则，在外用这些药物期间，应配合手术治疗，如适当扩创引流、腐烂组织的修剪、死骨的清除等，可缩短疗程，从而缩短外用升、降丹制剂的时间。

（五）配合使用保护肾脏的药物

由于红升丹、白降丹不良反应作用的主要靶器官是肾脏，因此在使用时宜运用利尿药物并多饮水，或者运用驱汞药物以促进汞的排泄，可减轻升、降丹制剂对肾脏的毒性。有研究表明土茯苓能促进汞排出。

二、丹药中毒后的救治办法

汞及其化合物引起中毒的机理目前还不十分清楚。汞与蛋白质中的巯基（-SH）有很强的"亲和力"，能抑制较多酶的活性，影响整个机体的代谢，这被认为是汞中毒的基本机制。

（一）急性中毒

急性中毒时，应立即用2%碳酸氢钠溶液或水洗胃，应在服毒后的10~15min内进行，过迟有发生胃穿孔的危险，继服牛奶或羊奶300~400ml，或生鸡蛋数个，以使蛋白质与汞结合，延缓汞的吸收，并尽快送院治疗。若出现口齿肿胀，腐烂出血，可用绵马贯众9g、川黄连9g或石膏30g、生甘草10g，煎汤漱口，一日数次，并用绿豆30g、桔梗12g、甘草6g、金银花10g，煎服，1日1剂。

（二）慢性中毒

对于用药或职业等原因导致的慢性汞中毒，一般经过数月甚至1~2年才出现症状。表现为齿龈受刺激时有微量出血，口颊黏膜棕红色，偶尔在发炎的齿龈上见到硫化汞的暗蓝线，称为汞线，也可出现肌肉震颤、神经衰弱症候群等。若慢性中毒，呈牙龈肿胀、流涎增多、牙齿松动、食欲减退、情绪激动、肌肉震颤、失眠等，最好到医院进行对症治疗。可用土茯苓30g、金银花30g、熟地黄20g、山茱萸10g、红花6g、桃仁10g、甘草15g，水煎服，日1剂，并严密观察药物反应及治疗效果，有条件还可做血汞、尿汞检测。

【参考文献】

[1] 陈鳌石.红升丹的临床用法 [J].福建中医药，1985（2）：45，62.

[2] 马静，张朝晖.试论红升丹在糖足伤口治疗中的应周 [C] // 中华中医药学会.中华中医药学会周围血管病分会第一届学术大会论文集.北京：中华中医药学会，2007：116.

［3］董国良.红升白降丹贴治顽痹［J］.中医外治杂志，1999（6）：47.

［4］向丽萍，欧阳恒，杨志波，等.红升丹治疗带状疱疹疗效观察［J］.中国中医药信息杂志，2005（6）：75.

［5］朱闽，谭新华，黄希妮，等.红升丹外用治疗尖锐湿疣30例临床观察［J］.中医药导报，2007（11）：37-38.

［6］彭锦芳.自制金黄膏、拔毒生肌膏、九一丹外敷治疗粉刺性乳痈27例［J］.山东医药，2014，54（11）：101-102.

［7］程亦勤，叶媚娜，陈豪，等.九一丹外用治疗粉刺性乳痈30例安全性分析［J］.上海中医药大学学报，2012，26（1）：45-48.

［8］陈荣明，潘立群.外用升、降丹制剂引起汞吸收的临床观察［J］.南京中医药大学学报，1998，14（4）：215-216.

［9］陈鳌石.介绍"白降丹"的制法及其临床应用［J］.福建中医药，1958（8）：40-42.

［10］陈鳌石.祖传"炼丹术"的秘诀及其应用［J］.陕西中医，1981（1）：31-32.

［11］董德明.白降丹液的临床应用［J］.江苏中医，1991（8）：11-12.

［12］夏文沙.夏氏丹药辅治骨与关节感染临床观察［J］.实用中医药杂志，2022，38（8）：1329-1331.

［13］陈鳌石，陈伯仪.家传中久丸新的炼法与临床应用［J］.福建中医药，1991（2）：47-48.

［14］郑青前.奇特的中药发泡疗法［J］.医药与保健，2001（12）：18.

［15］魏圣瑛，冯秀兰.硝、矾用量对升、降丹的影响［J］.基层中药杂志，1996（4）：27-28.

［16］严浩翔. 移毒法的改进与创新［C］// 中华中医药学会. 2008 中国中医药肿瘤大会暨全国中医药名医学术思想研究大会论文集. 北京：中华中医药学会，2008：208-209.

［17］李燕，吴新明，钟非，等. 移毒法的初步研究［J］. 中国中医基础医学杂志，2011，17（10）：1126-1128.

［18］方郁文. 试述中医炼丹术和白降丹的临床应用［J］. 湖北中医杂志，1981（2）：32-35.

［19］孔繁荣，徐向阳. 白降丹割涂法治疗偏头痛 107 例［J］. 宁夏医学杂志，2000（5）：298.

［20］严浩翔. 移疮挪病法的临床应用［J］. 中国民间疗法，1999（6）：4-5.

［21］潘玉英. 白降丹点划疗法治疗神经性皮炎［J］. 山西中医，1987（3）：26.

［22］程细平. 白降丹外用治疗海绵状血管瘤［J］. 中国民族民间医药，2004（1）：57.

［23］程国庆. 古方中九丸的制备和应用［J］. 时珍国药研究，1993，4（2）：28-30.

［24］王莉芳，梁颖彬. 白降丹的化学分析、制法简化及其作用特点的探讨［J］. 陕西新医药，1980（11）：53-54.

［25］徐洋，张清波，笔雪艳. 中药传统丹剂现状与创新探讨［J］. 黑龙江医药，2022，35（5）：1066-1069.

［26］龙凤强，邹利添，曾远超，等. 九一丹和生肌散治疗褥疮中的意义［J］. 中医临床研究，2015，7（8）：15-17.

[27] 刘忠恕. 丹药的过去、现在和将来 [J] . 中国中西医结合外科杂志，

1997（3）：70-71.

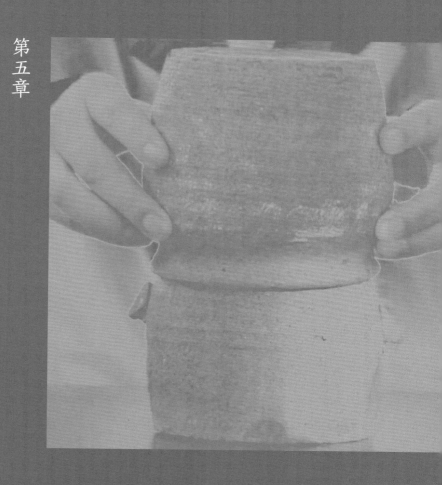

第五章

陈氏丹药成分研究成果

第一节 陈氏红升丹成分分析

对按照陈氏丹药制作技艺炼制而成的红升丹运用现代分析技术进行化学成分、汞配位结构及微观形貌进行检测分析，以期探明陈氏红升丹的元素组成、汞的配位信息、物相成分及微观尺寸等特征，为科学解读神秘丹药——红升丹的生物效应提供依据，为古老的丹药在新领域的传承性研究及应用提供参考。

一、红升丹 X 射线能谱分析

X射线能谱（EDX）分析发现，红升丹中主要元素为汞（Hg）和氧（O），还含有少量氮（N）和砷（As），见表5-1-1。

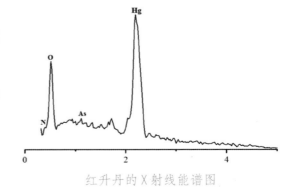

红升丹的 X 射线能谱图

表 5-1-1　X 射线能谱分析红升丹中各种元素及含量

元素	红升丹质量（Weight）/%	红升丹分子（Atomic）/%
N	0.03	0.25
O	7.47	50.07
As	0.26	0.37
Hg	92.24	49.31
总量	100.00	100.00

二、红升丹波长色散 XRF 光谱分析

通过对 X 射线荧光光谱（XRF）分析，发现红升丹中主要元素为汞（Hg），还含有少量的氯（Cl）、钙（Ca）、钠（Na）、锰（Mn）等元素，见表 5-1-2。

表 5-1-2　X 射线荧光光谱分析红升丹中各种元素及含量

元素	校正状态	浓度 /%	计算方法
汞（Hg）	校正过	91.8300	计算
氯（Cl）	校正过	0.5600	计算
钙（Ca）	校正过	0.0867	计算
钠（Na）	校正过	0.0618	计算
钒（V）	校正过	0.0273	计算
锰（Mn）	校正过	0.0280	计算
银（Ag）	校正过	0.0247	计算

元素	校正状态	浓度 /%	计算方法
铁（Fe）	校正过	0.0167	计算
钴（Co）	校正过	0.0099	计算
镍（Ni）·	校正过	0.0104	计算

三、红升丹 XRD 数据解析

利用 X'Per HighSore Plus 解谱软件和 Origin 8.0 绘图软件分别对得到的陈氏红升丹 XRD 数据进行解谱（见表 5-1-3）并绘制衍射谱。结果发现，陈氏红升丹中存在斜方晶系氧化汞（HgO）、立方晶系氧化铅（PbO_2）、立方晶系硝酸铅 [$Pb(NO_3)_2$]、单斜晶系三硫化二砷（As_2S_3）、单斜晶系硫酸钾（$K_2S_2O_7$）等。

另外，利用 FindIt 2009 软件和 Diamond 3.2 晶体结构模拟软件，绘制出陈氏红升丹样品中物相成分的晶体结构模拟图。

表 5-1-3　X 射线衍射分析红升丹的各物相组成

名称	化学式	晶型	空间群	晶胞参数		
氧化汞	HgO	斜方晶系	P m n b	a=5.525Å α=90°	b=6.607 Å β=90°	c=3.521 Å γ=90°
氧化铅	PbO_2	立方体	Pa-3	a=5.280Å α=90°	b=5.280Å β=90°	c=5.280 Å γ=90°
硝酸铅	$Pb(NO_3)_2$	立方体	Pa-3	a=7.859Å α=90°	b=7.859 Å β=90°	c=7.859 Å γ=90°
三硫化二砷	As_2S_3	单斜晶系	P 21/n	a=11.49Å α=90°	b=9.59 Å β=90.45°	c=4.25 Å γ=90°
硫酸钾	$K_2S_2O_7$	单斜晶系	C 2/c	a=12.35Å α=90°	b=7.31 Å β=93.12°	c=7.27 Å γ=90°

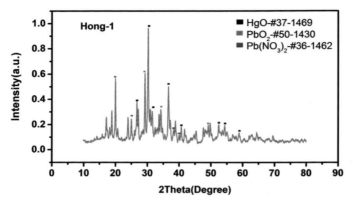

Intensity(a.u.)：强度；2Theta(Degree)：2θ 衍射角。

红升丹 XRD 数据绘制衍射谱

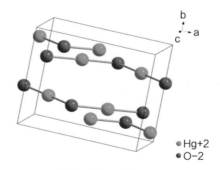

HgO，P m n b

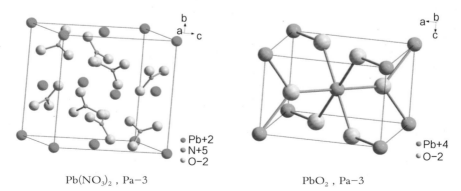

Pb(NO$_3$)$_2$，Pa−3

PbO$_2$，Pa−3

红升丹中物相成分的晶体结构模拟图

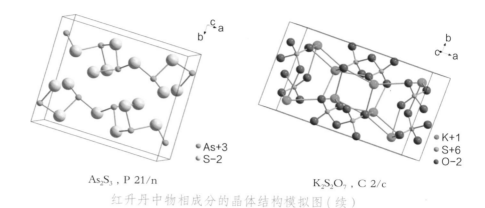

As₂S₃，P 21/n

K₂S₂O₇，C 2/c

红升丹中物相成分的晶体结构模拟图（续）

四、红升丹扫描电子显微镜分析

　　陈氏丹药红升丹的扫描电子显微镜检测显示，微粒的尺度多在100~600nm，还有不少低于100nm，常以1~10μm无规则片状堆聚态形式存在。

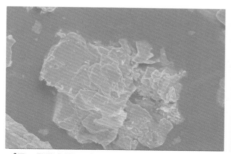

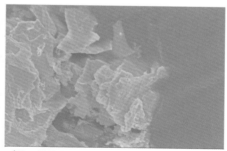

红升丹扫描电子显微镜图

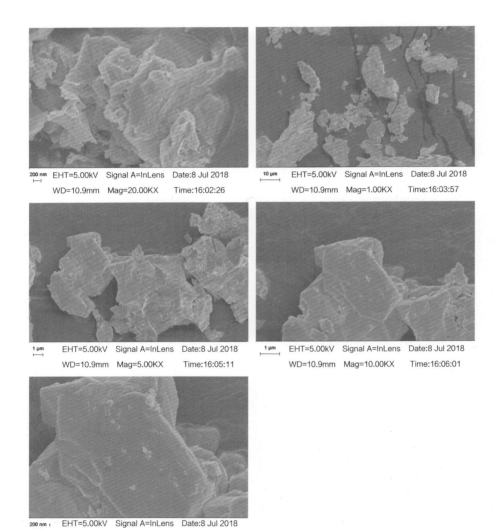

EHT：加速电压；SignalA：SE2探测器；Date：日期；WD：工作距离；Mag：放大倍数；
Time：时间。

红升丹扫描电子显微镜图（续）

第二节

陈氏白降丹成分分析

对按照陈氏丹药制作技艺炼制而成的白降丹运用现代分析技术进行化学成分、汞配位结构及微观形貌进行检测分析，以期探明陈氏白降丹的元素组成、汞的配位信息、物相成分及微观尺寸等特征，为科学解读神秘丹药——白降丹的生物效应提供依据，为古老的丹药在新领域的传承性研究及应用提供参考。

一、白降丹X射线能谱分析

通过X射线能谱（EDX）分析发现，白降丹中主要元素为汞（Hg）和氯（Cl），还含有氧（O）、硫（S）、氮（N）和少量砷（As），见表5-2-1。

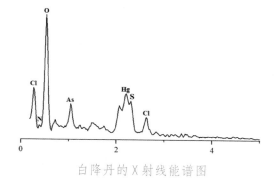

白降丹的X射线能谱图

表 5-2-1　X 射线能谱分析白降丹中各种元素及含量

元素	白降丹质量（Weight）/%	白降丹分子（Atomic）/%
N	1.13	2.79
O	28.59	61.85
S	8.48	9.15
Cl	19.04	18.59
As	0.84	0.39
Hg	41.92	7.23
总量	100.00	100.00

二、白降丹波长色散 XRF 分析

通过 X 射线荧光光谱（XRF）分析发现，白降丹中主要元素为汞（Hg）和氯（Cl），此外含有少量的硫（S）、铝（Al）、钠（Na）、铁（Fe）、硅（Si）、钙（Ca）等元素，结果见表 5-2-2。

表 5-2-2　X 射线荧光光谱分析白降丹中各种元素及含量

元素	校正状态	浓度 /%	计算方法
汞（Hg）	校正过	70.720	计算
氯（Cl）	校正过	21.600	计算
硫（S）	校正过	0.427	计算
铝（Al）	校正过	0.114	计算
钠（Na）	校正过	0.148	计算

元素	校正状态	浓度 /%	计算方法
铁（Fe）	校正过	0.1140	计算
硅（Si）	校正过	0.0670	计算
钙（Ca）	校正过	0.0548	计算
钾（K）	校正过	0.0327	计算
钒（V）	校正过	0.0201	计算
锰（Mn）	校正过	0.0241	计算
银（Ag）	校正过	0.0198	计算
钴（Co）	校正过	0.0082	计算
镍（Ni）	校正过	0.0085	计算
锑（Ti）	校正过	0.0059	计算
钼（Mo）	校正过	0.0058	计算
铜（Cu）	校正过	0.0037	计算

三、白降丹 XRD 数据解析

利用 X'Per HighSore Plus 解谱软件和 Origin 8.0 科技绘图软件分别对得到的 XRD 数据进行解谱（见表 5-2-3）和绘制衍射谱。结果发现，陈氏白降丹中只存在斜方晶系氯化汞（$HgCl_2$）。

利用 FindIt 2009 软件和 Diamond 3.2 晶体结构模拟软件，绘制出陈氏白降丹样品中物相成分的晶体结构模拟图。

表 5-2-3　X 射线衍射分析白降丹的组成

名称	化学式	晶型	空间群	晶胞参数		
氯化汞	$HgCl_2$	斜方晶系	Ｐｍｎｂ	a=5.997Å $\alpha=90°$	b=12.8150 Å $\beta=90°$	c=4.3438 Å $\gamma=90°$

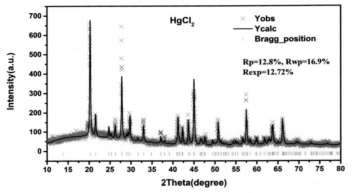

Yobs：实验值；Ycalc：计算值；Bragg position：布拉格峰；Rp：全谱因子；Rwp：加权全谱因子；Rexp：期望因子。

白降丹 XRD 数据绘制衍射谱

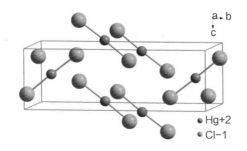

$HgCl_2$，Ｐｍｎｂ

白降丹中物相成分的晶体结构模拟图

四、白降丹扫描电子显微镜分析

　　陈氏丹药白降丹的扫描电子显微镜检测显示，微粒的尺度多在100~600nm，还有不少低于100nm，常以1~20μm松散的立方体堆聚态颗粒形式存在。

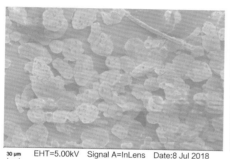

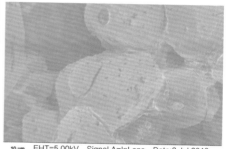

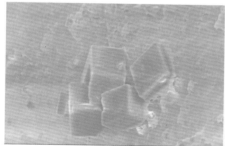

EHT：加速电压；SignalA：SE2探测器；Date：日期；WD：工作距离；Mag：放大倍数；Time：时间。

白降丹扫描电子显微镜图

第三节

陈氏丹药研究成果

小结

陈鳌石先生的弟子带领团队成员于 2020 年 7 月在福建省中药炮制技术传承基地（福建中医药大学药学院炮制实验室），按照陈氏丹药制作技艺炼制陈氏红升丹、白降丹，分别得陈氏红升丹样品 25.80g 和陈氏白降丹样品 21.83g。我们分别对两份样品进行了测试。

本次实验采用了多种现代理化表征技术，对按照陈氏丹药制作技艺炼制的红升丹和白降丹进行了元素组成、物相组成与晶体结构、微观形貌研究。经过实验研究我们发现：陈氏红升丹中含有硝酸铅 [$Pb(NO_3)_2$] 和硫酸钾（$K_2S_2O_7$），其中 $Pb(NO_3)_2$ 为白色单斜晶体，易溶于水，而 $K_2S_2O_7$ 具有吸湿性，也易溶于水。两者水溶液呈强酸性，这可能是红升丹具有一定去腐作用的化学成分基础。同时，研究揭示了福建省陈氏红升丹及白降丹的微纳米尺度特性和发挥生物学效应的化学物质基础。另外，红升丹和白降丹作为含重金属丹药的典型代表，仍有许多未解之谜，值得中医药工作者继续探索。科学总是具有其历史局限性，虽然由于条件限制，诸多测试未能开展，但我们认为不能盲目摈弃传统丹药，而是需要将传统传承下去，待未来科学来解释。因此，我们将结合药理、毒理等研究，寻找新的方向继续进行红升丹、白降丹的深入研究，以更好地传承非物质文化遗产，为临床疑难杂病提供借鉴。

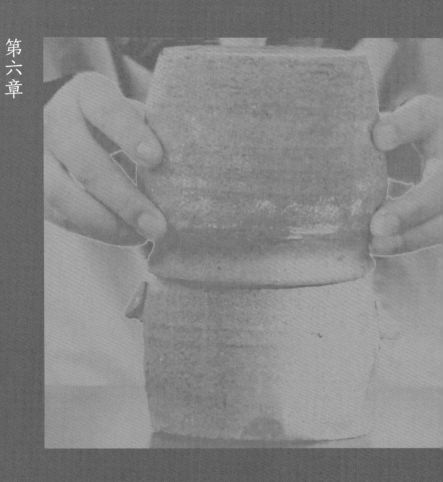

第六章

丹药相关中成药及创新研究

第一节 含丹药的中成药

由于红升丹、白降丹已列入严格管制药品，虽临床仍在使用，但使用方面存在诸多不便，临床上可以使用含有丹药的相关中成药代替，是一个更为稳妥便捷的方法。以下中成药是国家中医药管理局批准上市销售的品种，也有部分可能市面上也无法购得，但作为记录和了解，一并摘录以飨读者。

一、拔毒膏

【成分】金银花、连翘、大黄、桔梗、地黄、栀子、黄柏、黄芩、赤芍、当归、川芎、白芷、白蔹、木鳖子、蓖麻子、玄参、苍术、蜈蚣、樟脑、没药、儿茶、乳香、红粉、血竭、轻粉等。

【性状】本品为摊于布上或纸上的黑膏药。

【功能】清热解毒，活血消肿。

【主治】热毒瘀滞肌肤所致疮疡，症见肌肤红肿热痛，或已成脓，有头疽之初期或化脓期等病。

【用法】加热软化，贴于患处，隔日换药1次，溃脓时每日换药1次。

【贮藏】密封，置阴凉处。

【注意事项】溃疡创面不宜使用。

【现代研究】饶淑华等在临床上运用中药拔毒膏治疗甲沟炎患者100 余例，其中女性 27 例、男性 73 例；年龄 5~70 岁，平均年龄 42 岁。病程最长 1 个月，最短 2 天。患者均在用药后 1h 内疼痛缓解，最快为 10min。用药 24h 内红肿得到控制，其中酿脓期一般 48~72h 消肿，最长不超过 120h；而成脓期和溃脓期多在脓尽后第 2 天消肿。成脓期一般用药 24h 内即可破溃出脓；成脓期和溃脓期共计 73 例患者均在用药第 3 天脓尽。经治的 31 例溃脓期患者中有 2 例因病程较长合并有指头炎和甲溃空现象（占总数的 12%），用药 1~3 天，这些患者均在无痛苦中出现空甲及腐肉自行脱落，创面坏死组织、炎性分泌物明显减少。溃脓的 73 例患者均在用药 4~8 天出现疮面新生肉芽组织成软甲，6~12 天临床痊愈，取得了满意的效果。

二、拔毒生肌散

【成分】冰片、炉甘石（煅）、龙骨（煅）、红粉、黄丹、轻粉、虫白蜡、石膏（煅）。

【性状】本品为粉红色的粉末；气香。

【功能】拔毒生肌。

【主治】疮疡阳证已溃，脓腐未清，久不生肌。

【用法】外用适量，撒布患处，或以膏药护之。

【贮藏】密闭，防潮。

【注意事项】

（1）本品有毒，不可内服。

（2）创面过大者不可久用。

（3）过敏体质慎用。

【现代研究】郭兴蕊等观察拔毒生肌散治疗糖尿病足的临床疗效，通过治疗 2 个疗程后两组间进行临床疗效对比观察发现，拔毒生肌散在糖尿病足治疗中对创面腐肉较多，脓水浸淫，或秽臭难闻，疮周皮肤漫肿灼热；或者溃烂日久，疮面色暗，腐肉未脱，脓水淋漓者，其拔毒去腐、排脓消肿、止痛的作用较强。对溃烂时间久，创面腐肉已尽，脓水清稀，新肌难生或不生，或肉芽颜色暗淡不鲜，疮面肉色灰白，四周肤色暗黑者，其敛疮收口、扶助正气、生肌祛瘀作用明显。在临床应用中发现拔毒生肌散在湿润的环境可以使中药的成分更好地在创面发挥作用，以达到化脓去腐作用。所以在临床应用时，视患者创面情况，将拔毒生肌散掺布于膏药或油膏上以创造伤口愈合的合适环境使之腐蚀"坏肉"以长"好肉"。通过连续治疗 2 个疗程后，观察组的总有效率为 90％，明显优于对照组的 65％，与对照组比较，两组治疗前后差异有统计学意义（$P < 0.05$）。

拔毒生肌散是创面相关疾病临床常用的中药外用制剂，具有拔毒去腐、敛疮生肌、祛瘀生新的功效，在治疗糖尿病足、压疮、非哺乳期乳腺炎、肛周脓肿术后等方面的临床疗效得到广泛的认可。为进一步规范该药物的临床合理使用，采用德尔菲法及共识会议法的方式，还专门组建专家组编写专家共识，对拔毒生肌散治疗创面相关疾病提出适当建议，形成了规范、易掌握、可行性好的临床应用专家共识。专家共识包括了拔毒生肌散的组成及功效、作用机制、安全性、临床应用、推荐方案等，以及指导拔毒生肌散治疗创面相关疾病的临床实践。具体内容详见《拔毒生肌散临床应用专家共识》。

三、飞龙夺命丸

【成分】乳香（醋）、没药（醋）、血竭、蜈蚣、铜绿、胆矾、寒水石（煅）、蜗牛（煅）、轻粉、雄黄、人工麝香、蟾酥（乳炙）、冰片、朱砂。

【性状】本品为朱红色的水丸，除去外衣后显土黄色；气香，味麻辣。

【功能】活血败毒，消肿止痛。用于血瘀化腐成毒引起的痈疽疔毒，脑疽对口，搭背恶疮，乳痈乳癌，溃烂不愈。

【主治】疮疡阳证已溃，脓腐未清，久不生肌。

【用法】葱白煎汤送服。1次5粒（0.5瓶），1日2次。

【贮藏】密闭，置阴凉干燥处。

【注意事项】本品为剧毒药，按量服用，不宜多服。

四、肤螨灵软膏

【成分】轻粉、甲硝唑、地塞米松、薄荷脑、樟脑、冰片。

【性状】本品为浅银灰色的软膏；气辛、凉。

【功能】清热解毒，杀虫止痒。

【主治】虫毒蕴肤所致的酒渣鼻。

【用法】外用，每晚睡前用温开水和药皂清洗面部，清洗后用药膏搓搽患部（用药期间勿用化妆品）。

【贮藏】密闭，避光，置阴凉处。

【注意事项】孕妇禁用；本品含有轻粉（氯化亚汞），不宜长期使用。患处皮肤破损者禁用；过敏者勿用；光感性皮炎或过敏性皮炎、面部湿疹者不宜用。用药期间患处皮肤发生红肿、痒、脱屑，可暂时停药。

【现代研究】陈小波等探究新肤螨灵软膏联合异维 A 酸红霉素凝胶治疗寻常型痤疮的临床疗效，结果显示，治疗组患者的总有效率（92.45%）明显高于对照组（83.02%），组间比较差异具有统计学意义（$P < 0.05$）；治疗组红斑评分、色素沉着评分、皮损严重程度（PASI）评分均明显低于对照组（$P < 0.05$）；治疗组皮脂溢出率（SER）低于对照组（$P < 0.05$）。治疗组患者血清肿瘤坏死因子 -α（TNF-α）、白细胞介素 -1β（IL-1β）、白细胞介素 -6（IL-6）水平均显著降低（$P < 0.05$）。新肤螨灵软膏联合异维 A 酸红霉素凝胶可有效改善寻常型痤疮患者红斑、色素沉着，减轻机体炎症反应，有一定的临床推广应用价值。

五、复方蟾酥丸

【成分】蟾酥、活蜗牛、麝香、乳香、没药、铜绿、胆矾、白矾、寒水石、朱砂、雄黄、轻粉。

【性状】本品为棕黄色至深黄色的水丸；气香，味苦、麻舌。

【功能】消解疮毒。

【主治】痈疽、疔疮。

【用法】口服，用葱白汤或温开水送服，1 次 5~15 粒，1 日 1~2 次，外用，研细，醋调，敷患处。

【贮藏】密闭，防潮。

【注意事项】本品含剧毒药，不可过量服用；孕妇禁用。患处已溃烂者不宜外敷。

【现代研究】李金合等开展复方蟾酥丸辅助治疗痈疖的临床研究，探讨复方蟾酥丸治疗痈疖溃疡的效果。连续治疗 7 日发现，两组总有效率均为 100%，但两组间临床疗效比较，经秩和检验，观察组疗效优于对照组，且差异有统计学意义（$P < 0.05$）。治疗后观察组各项症状评分均低于对照组（$P < 0.05$）；观察组白细胞（NBC）、中性粒细胞百分比（NEU%）两项指标均低于对照组（$P < 0.05$）。可见复方蟾酥丸辅助西药治疗痈疖患者，可提高临床疗效，有效改善临床症状，且用药相对安全。

六、龟甲散

【成分】龟甲（沙烫醋淬）、黄连、红粉、冰片。

【性状】本品为黄色的粉末；气微香。

【功能】祛湿敛疮，生肌止痒。

【主治】疮疖溃烂，臁疮，褥疮，浸淫流水，创面久不收敛。

【用法】取药粉适量敷患处。

【贮藏】密闭，防潮。

【注意事项】外用药，切勿内服。

七、解毒生肌膏

【成分】紫草、当归、白芷、甘草、乳香、轻粉。

【性状】本品为棕红色至紫红色的软膏。

【功能】活血散瘀，消肿止痛，解毒拔脓，去腐生肌。

【主治】各类创面感染，Ⅱ度烧伤。

【用法】外用，摊于纱布上敷患处。

【贮藏】密闭，防潮。

【注意事项】开始敷用本品时，创面脓性分泌物增多，只需轻轻沾去分泌物即可，不宜重擦。1周后分泌物逐渐减少。治疗过程中，宜勤换敷料。

【现代研究】杨旭龙等开展解毒生肌膏治疗深度烧伤植皮术后残余创面的临床研究，探讨解毒生肌膏修复深度烧伤植皮术后残余创面的临床价值。研究发现，与治疗 7 日相比，治疗 14 日两组创面渗液情况显著降低（$P < 0.05$），肉芽组织及再上皮化程度显著增高（$P < 0.05$）。对照组 IL-6 含量显著降低（$P < 0.05$）。试验组治疗 7 日和治疗 14 日的渗液情况均显著低于对照组（$P < 0.05$），肉芽组织生成及再上皮化程度均显著优于对照组（$P < 0.05$）；试验组治疗 7 日的细菌阳性率及 IL-6 含量均显著低于对照组（$P < 0.05$）。可见采用解毒生肌膏治疗深度烧伤植皮术后残余创面，早期可显著减轻感染，抑制炎症反应，减少创面渗液，从而加速肉芽组织生成和再上皮化的发生，是一种修复残余创面较为理想的治疗方法，值得在临床推广使用。

八、金鸡拔毒膏

【成分】鸡骨、蓖麻子、冰片、铜绿、黄柏、紫花地丁、蒲公英、乳香、没药、血余炭、柳枝、轻粉。

【性状】本品为条块状黑膏药。

【功能】清热解毒，解毒祛湿，止痛通络。

【主治】疖肿疔毒，无名肿痛，伤口不合溃烂等。

【用法】酌按患处大小将膏药加温软化摊布上，贴于患处。过一昼夜如见膏药不黏，再换新药。

【贮藏】密封。

【注意事项】请遵医嘱。

九、化核膏药

【成分】大黄、昆布、牵牛子、夏枯草、大皂角、没药、乳香、芥子、海藻、白芷、紫荆皮、石菖蒲、红丹。

【性状】本品为黑色的硬膏；有焦臭味。

【功能】软坚散结，化痰消肿。用于寒痰凝结，瘰疬结核。

【主治】疮疡阳证已溃，脓腐未清，久不生肌。

【用法】外用。温热展开，贴患处；每隔3~5日换药1次。

【贮藏】密闭，置阴凉干燥处。

【注意事项】各种瘰疬未溃者适用，已溃者和孕妇禁用。

十、黄升丹

【成分】水银、牙硝、明矾。

【性状】本品为无规则的片状物或粉末，片状物一面光滑呈黄色，另一面粗糙呈橙黄色，粉末呈黄色。

【功能】杀菌，拔毒，排脓，去腐生肌。

【主治】梅毒，下疳，横痃，溃疡，漏管，疥疮秃疮，顽癣湿疹。

【用法】外用，研成细粉撒于患处，再用药膏贴敷。或与其他药物制成撒布剂、油剂或软膏用。

【贮藏】密封，防潮。

【注意事项】外用药，本品有剧毒，具腐蚀性，然对皮肤无碍。

【现代研究】赵晓香开展黄升丹丸治疗梅毒 40 例疗效观察，发现用黄升丹治疗梅毒患者，每次 20 粒，口服，每日 2 次，15 天为 1 个疗程，服药期间停用一切抗生素及其他药物。治愈（临床症状消失，血清反应 3 次以上阴性，治疗 2 个疗程）15 例（占 37.5%）；显效（临床症状消失，血清反应或呈弱阳性，治疗 2 个疗程）16 例（占 40%）；有效（临床症状较前减轻，血清反应常呈阳性，治疗 3 个疗程）8 例（20%）；无效（实验室检查及临床症状均无改善）1 例（2.5%）。

十一、黄水疮散

【成分】五倍子、枯矾、黄柏、槐米（炒）、白芷、轻粉、红丹。

【性状】本品为黄红色的粉末；有香气。

【功能】除湿拔干，解毒止痒。

【主治】各种湿疮，黄水疮，破流黄水，浸淫水已，痛痒不休。

【用法】用香油调敷患处。

【贮藏】密封。

【注意事项】外用药，切勿内服。

十二、润肌皮肤膏

【成分】大枫子仁、红粉、核桃仁、蓖麻子、樟脑、松香、蜂蜡。

【性状】本品为黄棕色的软膏；气特异。

【功能】消斑，燥湿，活血。

【主治】皮肤疮癣，粉刺疙瘩，酒糟赤鼻，雀斑，汗斑，白癜风，湿毒脚气。

【用法】外用，用纱布包药擦患处，药后如不痛，可直接敷于患处，一日2~3次。

【贮藏】密闭，防潮。

【注意事项】如有过敏反应，应即停药。

【现代研究】高田原等运用美诺平颗粒、润肌皮肤膏联合胶原蛋白贴敷料治疗玫瑰痤疮。观察其临床疗效及对生活质量的影响，2周为1个疗程，共治疗3个疗程，结果显示，治疗1个疗程后、治疗2个疗程后、治疗3个疗程后皮损积分、痤疮特异性生活质量表（Acne-QOL）积分与治疗前比较，差异均有统计学意义，P（=0.001）< 0.05。可见美诺平颗粒、润肌皮肤膏联合胶原蛋白贴敷料能够明显减轻玫瑰痤疮患者的临床证候，提高生活质量，其可能机制与其促进了患者皮肤细胞生长和再分化的生物学特性相关。

十三、生肌八宝散

【成分】炉甘石、石膏（煅）、龙骨（煅）、赤石脂（煅）、血竭、冰片、轻粉、蜂蜡。

【性状】本品为微红色的粉末；气香。

【功能】生肌收敛。

【主治】疮疡溃烂，腐肉将尽，疮口不收。

【用法】外用，每次少许撒患处，用膏药盖贴或包扎。

【贮藏】密闭，防潮。

【注意事项】请遵医嘱。

十四、生肌玉红膏

【成分】甘草、白芷、当归、紫草、虫白蜡、血竭、轻粉。

【性状】本品为紫红色的软膏；气微。

【功能】解毒消肿，生肌止痛。

【主治】疮疡肿痛，乳痈发背，溃烂流脓，浸淫黄水。

【用法】疮面清洗后外涂本膏，每日 1 次。

【贮藏】密闭，防潮。

【注意事项】外用药，切勿入口。

【现代研究】陈诚运用生肌玉红膏治疗糖尿病足溃疡，观察对创面组织内血小板源性生长因子受体 A 抗体（PDGFR-α）表达的影响。两组患者均连续治疗 1 个月为 1 个疗程。结果显示，治疗后，研究组临床总有效率为 92.16%，明显高于对照组的 78.43%，差异有统计学意义（$P < 0.05$）。两组患者外周血管内皮生长因子（VEGF）水平、创面肉芽组织中血小板衍生生长因子受体 -α（PDGFR-α）均较治疗前有明显提升，且研究组患者明显高于对照组，差异有统计学意义（$P < 0.05$）。两组患者治疗过

程中均未发生严重不良反应。可见生肌玉红膏辨证加减治疗糖尿病足溃疡，可有效提升 PDGFR-α，提高临床疗效，具有较高的临床应用价值。

十五、提毒散

【成分】石膏（煅）、炉甘石（煅）、轻粉、红粉、红丹、冰片。

【性状】本品为粉红色的粉末；气微香。

【功能】化腐解毒，生肌止痛。

【主治】疔疮痈肿，臁疮，溃流脓血，疮口不敛。

【用法】外用，取本品适量敷患处。

【贮藏】密封。

【注意事项】外用药，本品有毒，切勿内服。

十六、消炎生肌膏

【成分】当归、白芷、紫草、甘草、轻粉、血竭。

【性状】本品为棕红色的软膏；有油焦味。

【功能】清热凉血，去腐生新。

【主治】各种慢性溃疡，久不收口。

【用法】外用，摊于纱布上贴敷患处，每隔1~2日换药1次。

【贮藏】密闭，置阴凉干燥处。

【注意事项】外用药，本品有毒，切勿内服。夏季高温或反复挤压会使膏体变稀，低温冷却后可恢复原状；冬季低温可使膏体变硬，可反复挤压使膏体变软后使用。若出现以上现象不影响药效及使用。消炎生肌膏原为陈氏中医外科的家传秘方，经第三代传承人陈耕园医师贡献给国家，由福建中医研究所特效药厂（今福州屏山制药有限公司）生产。

【现代研究】周秀琴运用消炎生肌膏联合重组人表皮生长因子，观察其对肛周脓肿术后创面愈合的影响。在治疗后的第 3 天、6 天、9 天、15 天及 21 天分别评价两组疼痛评分、肉芽生长评分及创面渗液评分。结果显示，治疗后，观察组总有效率为 98.4 %，明显高于对照组的 83.6 %（$P < 0.05$）。治疗后观察组第 3 天、6 天、9 天、15 天及 21 天疼痛评分、肉芽生长评分及创面渗液评分均明显低于对照组（$P < 0.05$）。观察组创面愈合时间、创面水肿缓解时间及创面出血缓解时间均明显短于对照组（$P < 0.05$）。可见消炎生肌膏联合重组人表皮生长因子可有效缓解肛周脓肿术后疼痛，促进水肿消退，加速创面愈合，值得深入研究。

十七、消炎癣湿药膏

【成分】升药底、蛇床子、升华硫、樟脑、冰片、苯酚。

【性状】本品为黄褐色软膏；具特异臭气和清凉感。

【功能】杀菌，收湿，止痒。

【主治】头癣，体癣，足癣，慢性湿疹，瘙痒，疥疮等。

【用法】外用。洗净，涂抹患处，每日数次。

【贮藏】密封。

【注意事项】本品为外用药，不得内服。

【现代研究】杨瑛等运用中药健脾止痒颗粒合铍宝消炎癣湿药膏治疗特应性皮炎，其将 64 名患者随机分为治疗组（健脾止痒颗粒合铍宝消炎癣湿药膏）和对照组（氯雷他定合 1% 丁酸氢化可的松软膏），连续治疗 4 周进行疗效对比，并对两组的免疫球蛋白 E（IgE）水平、嗜酸性粒细胞（EOS）计数进行检测对比。结果显示，治疗组总有效率为 84%，与对照组比较，有显著性差异（$P < 0.01$）。特异性皮炎评分（SCORAD 积分）治疗组较对照组明显降低（$P < 0.01$）、视觉模拟评分（VAS 积分）治疗组比对照组降低（$P < 0.05$）。治疗组血清总 IgE 水平治疗组与对照组比较无显著性差异（$P > 0.05$）、EOS 计数治疗组比对照组降低（$P < 0.05$）。可见健脾止痒颗粒合铍宝消炎癣湿药膏治疗特应性皮炎临床疗效满意，能明显降低患者 SCORAD 积分和 VAS 积分，降低 EOS 计数。

十八、消痔栓

【成分】龙骨（煅）、轻粉、冰片、珍珠（制）。

【性状】本品为灰白色栓剂；气辛、凉。

【功能】收敛，消肿，止痛，止血。

【主治】内、外痔疮。

【用法】外用，每次 1 枚，每日 1 次，洗净肛门，将药塞入。

【贮藏】密闭，置阴凉干燥处。

【注意事项】孕妇禁用。

十九、癣药玉红膏

【成分】赤石脂、细辛、金蝎、斑蝥、雄黄、轻粉。

【性状】本品为粉红色的油膏；气香、微腥。

【功能】杀虫止痒。

【主治】干癣、顽癣、癞癣、桃花癣、头癣、体癣、牛皮癣。

【用法】涂患处，用纱布轻扎，至起疱时，将疱内水放出擦净。

【贮藏】密闭，置阴凉干燥处。

【注意事项】请遵医嘱。

二十、腋臭粉

【成分】红粉、枯矾、丁香、石膏、龙骨。

【性状】本品为橙黄色至黄棕色的粉末；气芳香。

【功能】辟秽，除臭。

【主治】腋臭。

【用法】外用，每次 2g，每日 2 次；用热毛巾擦净患处，蘸药粉轻轻揉擦 3 遍，腋臭消失后，改为每日 1 次，继续 1 周。总疗程不超过 15 日。

【贮藏】密闭。

【注意事项】

（1）肝肾功能不全、造血功能障碍、孕妇及哺乳期妇女禁用。

（2）本品含红粉，不宜长期、大面积使用，皮肤对汞制剂过敏、患处有破损或肝肾功能不全者禁用。

（3）儿童不宜使用。

（4）使用本品应定期检查血、尿中汞离子浓度，检查肝、肾功能，如超过规定限度者立即停用。

二十一、一扫光药膏

【成分】红丹、轻粉、铅粉、松香、石膏、枯矾。

【性状】本品为橙黄色的软膏；具特异香气。

【功能】消肿，解痒，止痛。

【主治】湿疹，黄水疮及疥癣类疾病。

【用法】外用，涂敷患处，每日1次。

【贮藏】遮光，密闭。

【注意事项】监测数据显示，本品主要不良反应涉及皮疹、瘙痒、水肿、疼痛、过敏及类过敏反应等。儿童禁用。

【现代研究】有报道称，婴儿使用一扫光药膏治疗10天后，出现精神萎靡、烦躁、轻度贫血等症状。实验室检查显示，谷丙转氨酶（ALT）61U/L，谷草转氨酶（AST）81U/L，血铅342.3μg/L。疑为急性铅中毒，停用"一扫光药膏"，给予二巯丁二酸对症治疗，症状好转。之后给予甲硫氨酸治疗，半个月后，血铅及其他实验室指标均恢复正常。因此婴幼儿应谨慎使用该药品。根据药品不良反应评估结果，一扫光药膏不再适用于治疗儿童胎毒，儿童禁用该药。

第二节

丹药相关创新研究

有部分学者认为丹药存在强烈的腐蚀性，鉴于临床用药安全，放弃使用丹药，开始寻求其他替代品，如致新丹、糜蛋白酶等。二者在外科中均具备潜力，但仍需对最佳使用条件进行开发，对患者进行长期观察，以确保其不良反应和长期毒性在合理范围内。

一、丹药抗肿瘤研究

现代医学肿瘤的治疗仍处于综合治疗的时代，在循证医学指导下的个体化的综合治疗是当今的标准治疗方案，多采用以手术为主的综合治疗，即手术、放射疗法、化学疗法、生物治疗及分子靶向治疗等。放疗、化疗的不良反应影响患者存活率，对晚期患者出现的并发症（如癌热、癌痛、骨相关事件、恶病质等）疗效欠佳，治愈率不高。现代医学的总体治疗有效率为30%~50%，也就是说约有一半的患者还无法治愈，且近年来治疗进展较缓慢，因此，探求抗肿瘤新理论、新观念、新技术就显得格外迫切。随着靶向药物、免疫药物广泛应用于恶性肿瘤的治疗，丹药逐渐淡出视野，但其治疗恶性肿瘤的潜力尚未被充分挖掘，因此通过中医理论规范其用药、探索治疗恶性肿瘤的配伍规律有重要意义。有研究表明，汞与特定的分子结合后，可以被转运入肿瘤细胞，之后在肿瘤细胞的酸性胞浆中被重新释放，从而杀伤肿瘤细胞。其作用靶点涵盖了细胞氧化应激、细胞周期检查点、DNA 转录等多条增殖相关通路。现代药理学研究亦进一步证实了丹药抗肿瘤血管生成、抑制肿瘤细胞增殖、迁移的分子机制。亚砷酸、重金属铂类药物及多种中成药在恶性肿瘤临床治疗方面发挥的作用也提示我们应进一步展开对丹药的研究，以期让丹药在减少毒性、辅助化疗药物治疗、研制新药等方面有新的突破。

李红等研究升、降二丹对小鼠体表肿瘤的治疗作用，建立小鼠肝癌 H_{22}、肺癌 Lewis 皮下移植肿瘤模型和小鼠乳腺癌模型，通过小鼠存活期、肿瘤体积、肿瘤抑制率、脏器指数等考察升、降二丹对小鼠体表肿瘤生长的影响；用 MTT 法观察升、降二丹对 Lewis 肿瘤细胞增殖的影响；ELISA 法检测瘤组织 TNF-α 及癌胚抗原（CEA）含量，初步探讨升、降二丹的抗肿瘤机制。结果发现，升、降二丹能使小鼠体表肿瘤逐渐缩小，延长荷瘤小鼠生存时间，阻止小鼠肿瘤自发转移，增加肿瘤组织 TNF-α，减少肿瘤组织 CEA，升、降二丹能明显影响瘤质量，使其指数下降（$P < 0.01$），抑瘤率为 38.46%，显示有明显的抑瘤作用；体外实验中，升、降二丹在高浓度时可抑制肿瘤细胞的增长。升、降二丹有明显的抗体表肿瘤作用，其机制可能与增加肿瘤组织 TNF-α 含量和减少肿瘤组织 CEA 含量有关，应对其作用机制进行更加深入的研究。

中医药治疗恶性肿瘤有数千年历史，有确切的疗效，是我国肿瘤治疗的特色之一，可以提高患者生活质量，延长患者带瘤生存期，对放疗、化疗具有增敏减毒作用。含硫丹药的研究尚处于起步阶段，如一种亚硝基铁硫簇合物陆森黑盐，可在肿瘤微环境中被氧化成对包括胃癌细胞、黑色素瘤细胞在内的多种肿瘤细胞产生良好抗血管生成作用的化合物。

二、丹药替代品研究

（一）致新丹

李竞教授研制出以菠萝蛋白酶为主要成分的"致新丹"，这种酶可以选择性溶解坏死皮肤及肌腱，而对正常组织无损伤，但李竞教授还发现，这种酶在使用中会出现疼痛、灼烧感、红斑等不良反应。狄荻等对影响菠萝蛋白酶活性的因素进行研究，结果表明，氯化钠（NaCl）的浓度、温度、pH 值均会影响菠萝蛋白酶的活性，其活性随 NaCl 浓度升高而降低，在 40℃左右其活性最强，pH 值达到 11 时失活。"致新丹"在临床中大规模应用前，还需要对其最佳临床使用条件进行研究。

（二）糜蛋白酶

李品川等在糖尿病足溃疡临床治疗中，将糜蛋白酶与红升丹进行对比，结果显示二者均可用于糖尿病足溃疡之治疗，与红升丹不同的是，糜蛋白酶的适应范围更广、疗效确切，不良反应亦较小，适合临床应用推广，值得注意的是需控制好伤口感染。张伟等在伤口感染的临床治疗中，以浸有 50% 葡萄糖与糜蛋白酶的纱布治疗，观察组患者有效率达 95.2%，明显高于对照组，表明糜蛋白酶在外科应用中有很大潜力。

（三）香雷糖足膏

香雷糖足膏是由到手香提取物 PA-F4 和积雪草总苷 S1 两种植物活性药物成分组成，其主要作用机制是通过抑制核苷酸结合寡聚化结构域样受体蛋白 -3（NLRP3）介导的炎症小体信息路径和抑制炎症期的下游炎性细胞因子如白细胞介素 -6（IL-6）等的产生，显著降低 M1 巨噬细胞的活性；并通过活化脂肪前驱细胞，促进人粒细胞集落刺激因子（GCSF）及趋化因子配体 3（CXCL3）的表达，进而促进 M2 巨噬细胞的凋亡；使 M1/M2 巨噬细胞失衡恢复平衡，促进 M1-M2 转化，调控炎症期进入增生期，增加胶原蛋白合成与干细胞浸润，加速组织修复，加速溃疡创面愈合。不仅可以治疗新发溃疡，也可治疗高危因素溃疡。亦有临床研究显示，香雷糖足膏组在 16 周内有 60.7% 的患者创面达到完全闭合，对照组的亲水纤维敷料闭合率为 35.1%（P=0.0001）。香雷糖足膏组患者比对照组的亲水纤维敷料患者更快速促进创面愈合，香雷糖足膏组达到中位人群完全愈合所需时间为 98 天，而对照组在治疗期仅有 35.1% 的患者创面愈合。就安全性而言，两组之间无统计学差异，提示香雷糖足膏具有良好的临床安全性。

【参考文献】

［1］饶淑华，杨光华.拔毒膏外治甲沟炎 100 例临床疗效观察［J］.中医研究，1995（1）：34-35.

［2］郭兴蕊，胡爱飞，何春红.拔毒生肌散治疗糖尿病足病溃疡的临床疗效观察［J］.世界中医药，2018，13（6）：1376-1379.

［3］程亚清，曹建春，张东萍，等.拔毒生肌散临床应用专家共识［J］.

世界中医药，2023，18（10）：1357-1361.

[4] 陈小波，豆倩影，黄立新，等.新肤螨灵软膏联合异维 A 酸红霉素凝胶治疗寻常型痤疮的临床研究[J].现代药物与临床，2022，37（1）：146-150.

[5] 李金合，筱君，张义.复方蟾酥丸辅助治疗痈疖临床研究[J].新中医，2021，53（9）：92-95.

[6] 杨旭龙，丁雅容，黄新灵，等.解毒生肌膏治疗深度烧伤植皮术后残余创面的临床研究[J].湖南中医药大学学报，2023，43（7）：1278-1282.

[7] 赵晓香.黄升丹丸治疗梅毒40例疗效观察[J].浙江中医学院学报，1994（3）：27.

[8] 高田原，薛娟娟，田琼，等.美诺平颗粒、润肌皮肤膏联合胶原蛋白贴敷料治疗玫瑰痤疮的临床疗效及对生活质量影响[J].中国中西医结合皮肤性病学杂志，2018，17（2）：145-148.

[9] 陈诚，吴艳，陈琴.生肌玉红膏治疗糖尿病足溃疡的临床疗效及对创面组织内 PDGFR-α 表达的影响[J].中国美容医学，2018，27（9）：58-61.

[10] 周秀琴，王智玲，彭丽娟.消炎生肌膏联合重组人表皮生长因子对肛周脓肿术后创面愈合的临床研究[J].四川中医，2017，35（7）：160-162.

[11] 杨瑛，孙继兰，冯玉丽，等.中药健脾止痒颗粒合铍宝消炎癣湿药膏治疗特应性皮炎疗效分析[J].中国中西医结合皮肤性病学杂志，2007（3）：135-137.

［12］吴娜，王涤新．外用"一扫光"药膏致婴儿铅中毒［J］．药物不良
反应杂志，2008，10（5）：355-356.

［13］李红，戚笑笑，李依芃，等．升降二丹抗肿瘤作用的研究［J］．河
南大学学报：医学版，2014，33（2）：77-81.

［14］徐洋，张清波，笔雪艳．中药传统丹剂现状与创新探讨［J］．黑龙
江医药，2022，35（5）：1066-1069.

［15］孙适然，袁淳晟，程志强．丹药结合消托补法在恶性肿瘤治疗中的
应用［J］．现代中西医结合杂志，2022，31（16）：2333-2336.

［16］周函．亚硝基铁硫簇合物在抗肿瘤血管治疗中的研究［D］．上海：上
海师范大学，2021.

［17］马静，朱朝军，张朝晖．李竞教授应用致新丹清创经验［J］．河北
中医，2011，33（12）：1769-1770.

［18］狄荻，周咏新，张新烨，等．探究影响菠萝蛋白酶活性的条件［J］．
生物学通报，2020，55（11）：58-60.

［19］李品川，张朝晖，马静．糜蛋白酶与红升丹在糖尿病足溃疡清创中
的疗效比较［J］．天津医科大学学报，2013，19（4）：328-330.

［20］Huang YY, Lin CW, Cheng NC, et al. Effect of a Novel Macrophage -
Regulating Drug on Wound Healing in Patients With Diabetic Foot
Ulcers: A Randomized Clinical Trial［J］. JAMA Netw Open, 2021,
4（9）:e2122607.

［21］Lin CW, Chen CC, Huang WY, et al. Restoring Prohealing/
Remodeling-Associated M2a/c Macrophages Using ON101 Accelerates
Diabetic Wound Healing［J］. JID Innov, 2022 Jun 2, 2（5）:100138.

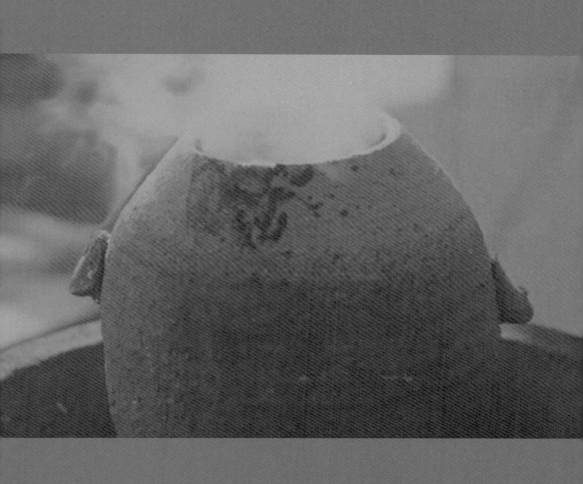

附
录

附录一 丹药常用名词术语

中国炼丹术中所使用的术语很多，而且深奥难懂。本处参考张觉人著《中国炼丹术与丹药》一书所记载名词术语，结合陈氏丹药炼制实践，就丹药常用名词术语做一简单介绍。

（1）飞：飞就是升华，是把药物放入釜上的一种干馏方法。又有一种是把药物放入乳钵中，加入清水同研，研后倾出上层清液，另贮存，等候其澄清后，取其沉淀物，也称水飞，如飞朱砂、飞滑石、飞雄黄等。

（2）死：死指的是固定作用。例如，铅或硫加入水银中，水银马上变成了不动的死物，而不是原来的面貌。死和制义同。例如，水银同硫黄的制硫法，必须汞和硫先研，才能同其他药物发生反应，也才可能研成粉末。

（3）点：点是指加小量的药物，能使较大量的物质发生变化，换句话说，是有"接触"的意义，如民间做豆腐时，在豆浆中加石膏，豆浆很快就能凝固，即称为点豆腐。再如，在已经熔化了的红铜液中，加入少量的砒，红铜马上变成类似银制的白铜，也是"点"的作用。

（4）转：转是指变化或转作的次数，变化了几次或操作了几次就叫"几转"，如九转丹砂是反复烧炼九次。另又称打，义同，如《外科十三方考》中的三打灵药，因其反复升了三次，就叫作三转。

（5）炼：炼有广、狭两义。广义是指人为的变化；狭义是指干燥物质加热后，使它起化学变化反应的一种方法。

（6）浇：浇是将熔成流体的东西倾倒出来，使其徐徐冷却，成为固体物体的一种方法。另一概念是指用液体物质淋浇的方法，例如，用水银同硫黄结砂锅中，如有火焰发生时，随即浇以醋，使其火焰熄灭。

（7）化开：化有两重意义。一种是固体变成液体状态，换句话说，是把物体用高热熔开；另一种是用水把物体溶解成为液体。

（8）固济：固济也称封闭，是把反应器严密地封闭起来，使内容物质不致在加热时由缝隙走失。如果在炼降丹时，罐口封闭不严，罐中水银会在加热时由缝隙中飞出走失，致丹药产出率减少，竟至全部走失，无丹可收。

（9）盐泥：用盐水把黄泥调成糊状即成。因具有越烧越硬而不开裂的优点，用作固济最好。也可用赤石脂研末调盐水亦可，不过在拆开时较难，因其性黏附紧不易除。陈氏常用熟石膏调水后作为固济之用，方便快捷。

（10）阳城罐：指山西省阳城县这个地方生产的一种陶质丹罐。有受高热而不裂的优点，炼丹家喜用此罐以炼丹药。《圣济总录》又把单罐一律称为"合子"。

（11）八卦炉：炉子周围用《周易》"八卦式"样开洞，合计有36个孔眼，可加强通风力量，以保持温度平衡，其作用与百眼炉类似。

（12）铁盏：目前炼升丹用丹锅、丹碗，基本不用此法。

（13）水银升天：开始烧炼丹药时，如火力太大，水银蒸汽来不及与硝矾作用，就升于碗上，称"水银升天"。

（14）水银吊底：炼丹时不可使水银接触锅底，否则水银就不能全部到升华，称为"吊底"。

（15）水银走炉：指水银从封口缝隙处逃出。

（16）烧胎：药物入罐后，把它烧成固体，又称结胎、烤胎。

（17）堕胎：指降丹烧得太过火，在烧炼时坠下。

（18）流胎：指降丹烧得太嫩，在烧炼时，药物成为液体流下。

（19）封：封是将反应物质长期静置或埋于地下。

（20）抽：抽就是蒸馏。道书中常有"抽铅添汞"等字样，就是指从铅矿中抽出铅来，从汞矿中抽出汞来的方法。

（21）清：指用冷水从容器外部降温，以及过滤再结晶等。

（22）关：指将反应物封闭在一起，埋在地下，不加热，使它慢慢起化学变化的一种方法。

（23）去火毒：常用的方法有冷冻、掩埋、置潮湿地摊于纸上24h，干燥。

（24）伏：一是指产品，例如，伏也，是说已经得到产品了。二是指制伏，例如伏砒霜、伏硫黄、伏硝石、伏铅、伏汞等不固定的东西经过加工处理后，得到固定。在液体加热时，也有伏的称谓，如一伏时或几伏时等。

（25）制：指能升华或蒸发的物质，加上了别的物质，就起了化学变化而成另一物质。例如，水银同硫黄的制硫法，或水银同铅的制铅法，就是如此。

（26）打："打"也和"升"一样，有不少丹书和不少炼丹者，都把"升药"叫作"打火"，如升三次，叫作打三火；升九次，叫作打九火。

（27）丹炉：又叫丹灶，可分有盛水装置的既济炉和无盛水装置的未济炉两种。

（28）丹鼎：又叫"神空""柜""丹合"。有的像葫芦，有的像坩埚，多用金属或瓷制成。

（29）水海：指安置在丹鼎上的一种银制盛水器，用于降温。

（30）抽汞器：指专用于从朱砂中"抽汞"的蒸馏器。

（31）坩埚：用来熔化金属或其他物质的器皿，耐高热，多用陶土制成。

（32）研磨器：研磨药物的乳钵。

（33）绢筛：用丝绢制作而成的筛子。

（34）马尾罗：也称"马尾萝"，用马尾丝或马鬃尾织的药罗，罗药用。

附录二

陈氏丹药传承人相关
论文和著作简介

（1）《介绍白降丹的制法及其临床应用》（1958 年发表于《福建中医药》杂志第 4 卷第 8 期）

"白降丹"是祖国古代医药学家遗留下来的一个验方。它和"红升丹"是中医外科药囊中的两种主要丹药。谚云："外科法宝只有三，膏药、升药、白降丹。"可见它在外科药品中的地位。白降丹和红升丹本出一源，但白降丹的制炼方法是从上面加火使原料药变成气体沉降结晶，红升丹是从下面加火，使原料药变成气体上升。同时因其颜色洁白，故称"白降丹"。一千多年来由于医者各有师承，各有其方，各谱其法，遂致名目繁多，炼法不一。如高梅溪《外科图说》对白降丹有九转九降丹、八卦八降丹、八仙降、五虎降、水火阴阳降、乌灵降、红灵降、小降等 8 个名目，其中炼法又有干降、水降等。

中华人民共和国成立后由于党和政府对中医的重视，中医界受了极大的鼓舞，外科同仁多将祖传或秘传的丹药配方、炼丹法和应用经验公开，这不但使古代丹药大大发挥了医疗的作用，而且炼法及其应用也因交流而大有提高。本文作者（陈鳌石）世业外科，对于白降丹的炼制及其临床应用，颇有一些经验，兹特介绍出来，供同道们参考。

（2）《大升丹（红升丹）的临床应用及其制法》（1959年发表于《福建中医药》杂志第4卷第5期）

升丹在中医外科上有其独特的疗效。《医宗金鉴》说："疡医若无红白二丹决难立刻取效。"《疡医大全》说："三仙丹力薄只可施于疮疖，若痈疽大症，非大升不能应手。"三仙丹指小升丹。《疡科心得集》中亦指出，大升丹治疗疮疡力量比小升丹大。但由于各家传授不同，大升丹临床应用、制炼方法和程序等诀窍，未尽公开。陈氏世传外科，炼制丹药稍有经验，本文遂将一得之秘公开研究，敬希同道们指正。

（3）《祖传"炼丹术"的秘诀及其应用》（1981年发表于《陕西中医》杂志第4卷第1期）

丹药，是一种有效的拔毒、提脓、去腐、生新、长肉、敛口的外用药，而升、降两丹称为疡医药囊中必备药。本文将红升丹与白降丹炼制方法及其临床应用分别进行阐述。

（4）《红升丹的临床用法》（1985年发表于《福建中医药》杂志第4卷第2期）

外科法宝只有三，膏药、红升丹、白降丹。因此膏和丹，在中医外科外治法中有极其重要的地位。我国的炼丹术，远在2000年前的《周礼·天官篇》中已有"凡疗疡以五毒攻之"的记载，东汉郑康成注谓"五毒，即石胆、丹砂、雄黄、矾石、磁石"之称，置黄堥（即今之陶器罐）中烧三日夜，其烟上着、扫取其粉以治疡。这类似丹药的制法及应用渐至湮没不彰。本文就红升丹的应用进行论述。

（5）《家传中久丸新的制法和临床应用》（1991年发表于《福建中医药》杂志第4卷第2期）

　　中久丸（又名中九丸）系古秘方之一，流传于民间，由于历史原因，致持有此方者都极端保守、讳莫如深，而且各家所传方药与炼法不尽相同。中医外科名家张觉人对本方的评价是"曾经使用达六十年之久，无往不利"，并说，"近年来人试用于癌瘤有控制作用。尚需作进一步探讨"。《文琢之中医外科经验集》中，将本方列为特效方之首，认为恶性肿瘤初期或术后均为其适应证。山东省卫生厅在1987年曾举办"名老中医张瑞丰技艺传授会"有探讨本方的炼制方法。本文作者陈鳌石家世疡科，研究丹药有30余年史，对本药的炼制与临床应用，颇有心得，特作一介绍。

　　（6）《九一丹研究综述》（2020年发表于《中医外治杂志》第29卷第6期）

　　本文梳理了近60年九一丹制剂的基本情况，以及作用机制、临床使用、不良反应及其临床监测等方面的研究概况，为九一丹的规范合理使用提供参考。

　　（7）《炼丹术》

　　1987年，陈鳌石将陈氏丹药的制作技艺和临床使用经验编著成册，名为《炼丹术》，曾于1991年获得由福建省卫生厅评选的"福建省首届中医药优秀科技图书三等奖"。

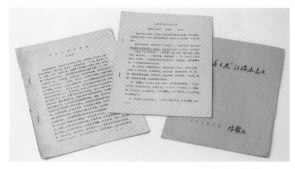
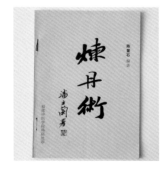

相关论著

附录三 《炼丹术》前言

前　言

炼丹术系是祖国医学中一门独特科学，它的发明，较世界任何国家为早，而医用丹药，在中医外科领域中，占有极其重要的地位，谚云："外科法宝只有三，膏药、升丹．白降丹"是也。对疮疡重大的症候，许多赖以收功。对人类保健事业有宝贵的贡献。

笔者世业疡科，父耕园公，犹精丹术，由于幼年耳濡目染，继从事医药工作，经常使用丹药，也爱好炼丹，迄今三十余载，经过长期教学中的理论探讨及临床中实践经验、证明丹药确是实用、有效。

1984年福建省卫生厅给予"大升丹对瘘管的疗效观察"的科研题目。为了做好这项工作，对丹药的炼制方法、配伍应用，均进一步加以探讨，在医治瘘管方面，也取得应有的疗效。还重温了许多文献，参考近代医家的有关编著，不揣浅陋，汇成一帙。本院科研处给予刊印，以供省内外兄弟单位学术交流。

在编写过程中蒙叶锦先医师指导并审校。承福建省文史研究馆馆员、福州画院付院长、著名书法家潘主兰老先生赐题封面、谨此致谢。限于学识、谬误之处，恐所难免、希方家指正。

编　者
一九八七年三月
于福建中医学院

（1）《周礼》，徐正英、常佩雨译注，中华书局，2014年2月第1版。

（2）《周易参同契》，章伟文译注，中华书局，2014年6月第1版。

（3）《周易参同契集释》，魏伯阳著，朱熹等注，中央编译出版社，2015年2月第1版。

（4）《周易参同契考异》，朱熹撰，天津古籍出版社，1988年7月第1版。

（5）《抱朴子·内篇》，葛洪著，张松辉译注，中华书局，2011年10月第1版。

（6）《千金翼方》，孙思邈著，中国医药科技出版社，2011年8月第1版。

（7）《备急千金要方》，孙思邈著；吴少祯编；焦振廉校，中国医药科技出版社，2011年8月第1版。

（8）《神仙传》，葛洪著，谢青云译注，中华书局，2011年10月第1版。

（9）《外台秘要》，王焘著，人民卫生出版社，1955年9月第1版。

（10）《三国志》，陈寿撰，裴松之注，中华书局，1998 年 11 月第 1 版。

（11）《本草图经》，苏颂编撰；尚志钧辑校，学苑出版社，2017年 4 月第 1 版。

（12）《外科正宗》，陈实功著，胡晓峰整理，人民卫生出版社，2007 年 7 月第 1 版。

（13）《疡科心得集》，高秉钧著，田代华整理，人民卫生出版社，2006 年 6 月第 1 版。

（14）《医宗金鉴》，吴谦等编，郑金整理，人民卫生出版社，2006 年 8 月第 1 版。

（15）《外科大成》，祁坤著，上海科学技术出版社，1958 年 10 月第 1 版。

（16）《疡医大全》，顾世澄著，人民卫生出版社，1987 年 12 月第 1 版。

（17）《疡科纲要》，张山雷撰，上海科学技术出版社，1959 年 4 月第 1 版。

（18）《矿物药与丹药》，刘友樑编著，上海科学技术出版社，1962 年 6 月第 1 版。

（19）《中国炼丹术考略》，容志毅著，上海三联书店，1998 年 5 月第 1 版。

（20）《中国炼丹术与丹药》，张觉人著，张居能整理，学苑出版社，2009 年 9 月第 1 版。

（21）《丹药本草》，张觉人著，张居能整理，学苑出版社，2009

年5月第1版。

（22）《外科十三方考》，张觉人编，学苑出版社，2009年1月第1版。

（23）《悬壶传薪——陈鳌石中医外科临证精华》，吴童、陈仲伟主编，科学出版社，2016年5月第1版。

（24）《闽地儒医陈鳌石诊治肿瘤经验集》，陈仲伟、季炳武主编，福建科学技术出版社，2022年11月第1版。

（25）《同安县志》，吴锡璜著；厦门市同安区地方志编纂委员会办公室整理，方志出版社，2007年第1版。

（26）《琴火重光》，陈自得著，上海丹道刻经会印行，1938年11月第1版。

（27）《福建通志》，沈瑜庆、陈衍等纂，福建省地方志编纂委员会整理，方志出版社，2013年12月第1版。

（28）《八闽通志（修订本）》，黄仲昭纂，福建人民出版社，2017年3月第3版。

（29）《延平府志》，孔自洙等修，吴殿龄等编纂，福建省地方志编纂委员会整理，厦门大学出版社，2010年5月第1版。

（30）《泰宁县志》，洪济修，江应昌编，福建省地方志编纂委员会整理，厦门大学出版社，2017年12月第1版。

（31）《吴朝宗先生闻过斋集》，吴海撰，中华书局，1985年第1版。

（32）《福建省志·宗教志》，福建省地方志编纂委员会编，厦门大学出版社，2014年12月第1版。

（33）《福建省矿物志》，王振民等编著，福建省地图出版社，2001年9月第1版。

（34）《福建省中药炮制规范（1988年）》，王岳宝编，福建科学技术出版社，1988年8月第1版。

（35）《福建省中药饮片炮制规范（2012年版）》，福建省食品药品监督管理局编著，福建科学技术出版社，2013年6月第1版。

（36）《福建中医学院校史（1958—2008）》，福建中医学院校史编辑委员会，福建科学技术出版社，2008年10月第1版。

（37）《新编国家中成药（第3版）》，宋民宪、杨明著，人民卫生出版社，2020年4月第3版。

（38）《中医外科学》，朱仁康主编，人民卫生出版社，1987年11月第1版。

后记

——

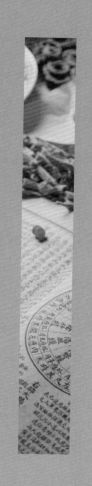

HOUJI

　　回想我们坚持炼制丹药，传承这项技艺也是付出了诸多努力，特别是克服了丹药炼制过程中中毒风险这个困难。我们更感谢政府给予传统技艺的肯定，将"陈氏丹药制作技艺"列入福建省非物质文化遗产代表性项目，并支持传统技艺的传承和保护。本书即将付梓之际，感谢编写过程中给予大力支持的福建省非物质文化遗产保护中心、福建中医药大学附属第三人民医院、福建中医药大学药学院和福建中医药大学国医堂等单位，感谢北京中医药大学国学院院长李良松、中国中医科学院中国医史文献研究所研究员何振中为本书作序，福建省著名书法家蒋平畴老师为本书题写书名，感谢为本书编写审校的国家级名老中医、福建省名中医肖诏玮。本书参考引用了诸多学者在丹药方面的著作和论文，也在此一并表示感谢。丹药的作用机理已基本明确、临床疗效也得到验证，目前面临的较大困难是如何减少丹药的不良反应，以及如何深入进行丹药的临床科研。编写本书也希望大家能更全面地认识丹药、了解丹药，认识丹药非遗制作技艺，希望有一天我们能更科学、安全地使用丹药，为攻克疑难病提供思路，为人类的健康事业做出贡献。

编者

2024 年 5 月